すぐできる 10秒ねこ背ストレッチ

宮前まちの整骨院代表
猫背矯正マイスター®
小林篤史

かんき出版

はじめに

7年前の2017年、私の著書『ねこ背は10秒で治せる！』が世に出て以来、姿勢の重要性について世の中の認識は大きく変わりました。

この改訂版を手にとってくださった皆様、まずは心から感謝申し上げます。

私たちの生活は、スマートフォンを始めとしたデジタルデバイスが欠かせないものとなりました。

総務省の通信利用動向調査によると、携帯電話も含めたモバイル端末の世帯保有率は96・1％。NTTドコモのモバイル社会研究所が出しているデータだと、スマホ比率（モバイル端末でスマートフォンが占める割合）は、94％だといわれています。

1日にスマートフォンを使っている時間は平均すると2時間ほどといわれていますが、通勤電車の中でスマホを見ていたり、食事中、または家で、ずっとスマホを片手に過ごしている方もいらっしゃるのではないでしょうか？

「スマホ中毒」という言葉が出回っていますが、それに伴い「スマホ姿勢」に対する関心も高まっています。

この本では、そんな現代の生活習慣と姿勢の関係にも焦点を当てています。

この7年間で、私たちの日常は大きく変わりました。

特に2020年の新型コロナウイルスの流行は、リモートワークの普及とともに、私たちの働き方、暮らし方を大きく変化させました。

家での長時間のデスクワークは、多くの人々に腰痛や肩こりといった体の不調をもたらしました。私の治療院でも、これらの症状に悩む患者さんが増加しました。

これは、姿勢不良が健康に与える影響がより顕著になったことを示しています。

スマホやパソコンの長時間使用は、特に首や背中への負担を増大させています。

私たち人間は、ほかの動物と異なり、重力に抗《あらが》って立位（まっすぐ立った姿勢）で生活をしています。ですから、年齢を重ねるにつれて徐々に背中が丸まってくることは、ある程度仕方がないようにも思います。

しかし今、デジタルデバイスの普及により、その若年齢化が進んでいるのです。

こうした現代特有の問題に対して、一般の方々が自分自身でできる対策があるという認識は、まだまだ十分ではありません。

私は、ねこ背矯正や姿勢矯正の専門家として、3万人以上の患者さんや読者の皆様とその成果を共有してきました。

その経験を活かし、この本を通じて、ねこ背や姿勢不良を簡単に、そして効果的に改善する方法をお伝えしたいと思います。

そして、本書のもう1つの目的は、姿勢の重要性を広めることです。

全国各地の治療院で「ねこ背矯正」「姿勢矯正」という看板を目にする機会が増えてきました。姿勢矯正グッズも豊富に市場に出回っています。

このことからも、姿勢のよさが体の健康につながることが、幅広く認識されつつあることがわかります。

姿勢は老若男女問わず、全ての年代にとって重要です。
特に今、デジタルデバイスに囲まれた生活を送る私たちにとって、正しい知識・見識で無理なくよい姿勢を保つことは、より一層の課題になっています。

この改訂版では、最新の研究成果や私自身の治療院での経験を踏まえ、より実践的で効果的な姿勢改善法を紹介しています。

私は「ねこ背は生活習慣病」とお伝えしています。私たちの生活習慣が変われば、姿勢も変わります。本書が、皆様の健康な生活に寄与する一助となれば幸いです。

姿勢を正して、健やかな毎日を。
それが、私からの皆様への願いです。

目次

第1章

誰も教えてくれなかった正しい姿勢

第2章 ねこ背が治ると人生が変わる！

第3章 「ねこ背解消ストレッチ」のやり方

第4章

あなたが気づかずにやっている、10個の「ねこ背習慣」

第5章 ねこ背を遠ざける生活術 Q&A

ブックデザイン　小口翔平＋神田つぐみ＋村上佑佳（tobufune）
ＤＴＰ　野中賢＋安田浩也（株式会社システムタンク）
イラスト　早瀬あやき

本書は、２０１７年にマキノ出版から刊行された
『ねこ背は10秒で治せる！』を大幅に加筆修正したものです。

第1章

誰も教えてくれなかった正しい姿勢

努力してもねこ背が治らない理由

小学生の頃に姿勢の悪かった人は、ご両親から「姿勢をよくしなさい」と注意された覚えがあるでしょう。叱られたことで、意識して姿勢をよくしようと努力した人もいると思います。

その努力は実を結んだでしょうか？

おそらく、それで姿勢がよくなった人は、ほとんどいないのではないでしょうか。

通常、ねこ背とは「背中が丸まった状態」と考えられています。

それならば、やるべきことははっきりしています。丸まっている背中を伸ばせばいいわけです。

しかし、それがわかっていながら、できません。続けられないのです。

努力して背すじを伸ばしても、無理に伸ばした背中はちょっと気を許すと、たちまちもとに戻る――。このくり返しです。

実は、子どもも大人も、事情は変わりません。
私は、患者さんからよくこぼされることがあります。
「よい姿勢をとろうと努力しているのですが、すぐにねこ背に戻ってしまいます。正直にいうと、やっぱり、ねこ背のほうが楽なんですよ」
私も、この意見に全面的に賛成します。

そう、**ねこ背のほうが楽**なのです。

こんなことをいうと、こんな反論があるかもしれません。いわゆる、模範解答的な声です。
「ねこ背のほうが楽だというのは勘違いです。正しい姿勢は疲れません。あなたが正しい姿勢をとれるようになれば、同じ姿勢を何分間とっていても疲れなくなります」

本当でしょうか？

私の答えは、こうです。

「正しい姿勢は疲れない」というのは残念ながら、すでにねこ背になっている人には当てはまりません。

ねこ背の人にとって、正しい姿勢は疲れます。ねこ背のほうが端的にいって楽。だからこそ今の今まで、あなたのねこ背は治らなかったのです。

むろん、ねこ背が楽だというのは、「ねこ背は体に負担をかけない」という意味ではありません。ねこ背は体に負担をかけます。

その証拠に、ねこ背が悪化すれば、肩こり、頭痛、腰痛など、さまざまな弊害が起こってきます。

しかし、ねこ背が身についてしまった人にとって、身についた姿勢（私はそれを「形状記憶した姿勢」と呼んでいます）のほうが、たとえ体に負担となるにしても、楽に感じられるのも厳然たる事実なのです。

形状記憶というのは、治療家の立場からいえば「施術してももとの悪い状態に戻ろうとする力」です。

ねこ背の人は、マッサージやカイロプラクティック（主に背骨を矯正して、さまざまな症状を改善させる手技療法）などの施術を受けたとしても、もとの悪い姿勢に戻ろうとする力が必ず働きます。

それは、**体が長い年月にわたって固定された、ねこ背の状態を記憶している**からなのです。

こんなねこ背治しの方法は間違っている！

ねこ背が形状記憶され、それが長年にわたって固定化されると、筋肉だけでなく、背骨や骨格までもが〝ねこ背仕様〟になっていきます。

そうなると、本人がいくら治そうと努力しても、これからお話しするような正しい方法を用いない限り、なかなかよくなりません。

常時よい姿勢を意識して、ねこ背を治すというような「意識する系」のねこ背治しの方法は、少なくともねこ背が強固に形状記憶された人にとって、実りのない方法です。

姿勢から意識を外した瞬間、楽なねこ背に戻ってしまうからです。

世の中では、さまざまなねこ背治しの方法が提案されています。

例えば、次のような方法は、皆さんもどこかで耳にした覚えがあるでしょう。

この方法だけでは
ねこ背は治らない!

胸を張るエクササイズをくり返す

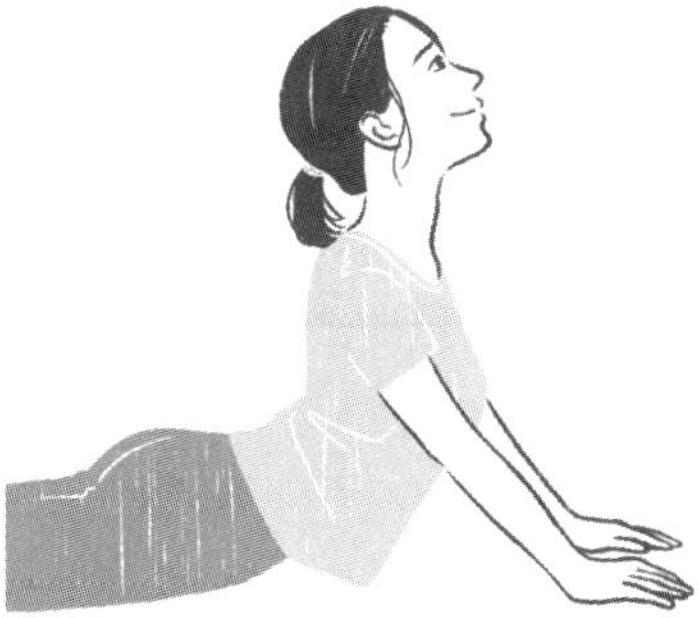

肩甲骨を寄せる運動を毎日行う

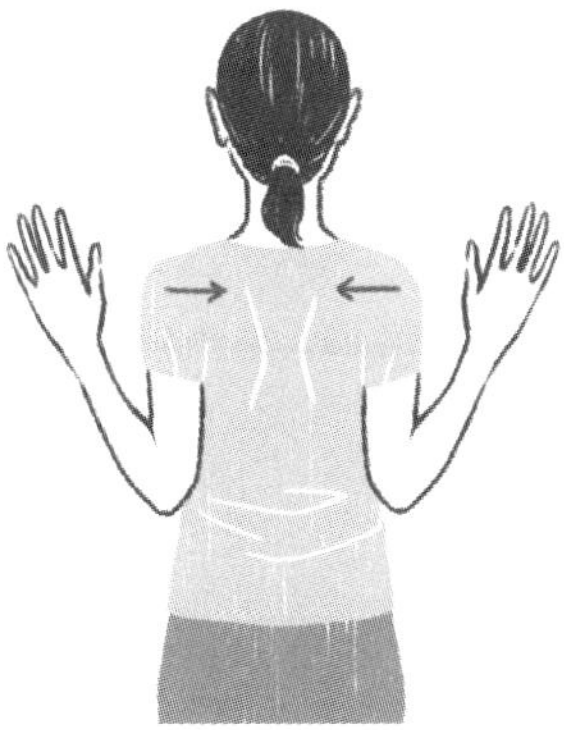

いつもあごを引くように心がける

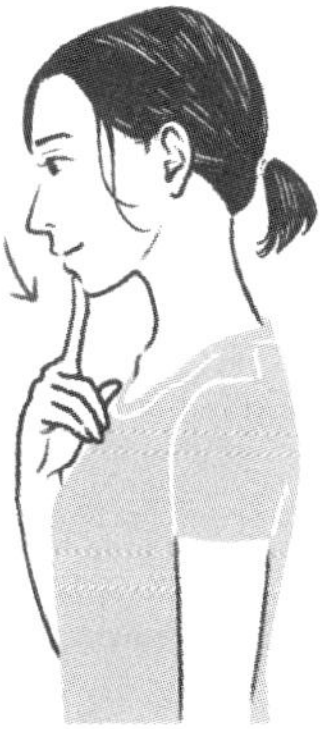

ねこ背といっても、「ただ背中が丸くなっている」というパターンだけではありません。ねこ背にはいくつかのタイプがあります。

第3章で詳しく紹介しますが、ねこ背は4つのタイプに分けられます。**「背中全体が丸くなるタイプ」、「肩が前に出るタイプ」「顔が前に出るタイプ」、そして、このうちの2～3つの複合タイプ**です。

ここでは、とりあえず、ねこ背がタイプ分けできることだけを覚えておいてください。

先に挙げた一般的なエクササイズの目的は、「背中全体が丸い」「肩が前に出ている」「顔が前に出ている」といった、ねこ背の目立った特徴を手っ取り早く改善しようというところにあります。

しかし、丸い背中や突き出た顔に気を取られて、そこだけを治そうとしても、それらのエクササイズは有効とはいえません。

また、「姿勢を保つ筋力が弱いと、ねこ背になりやすくなる」とよくいわれます。

たしかに筋力の低下は、ねこ背を引き起こす要因の1つです。この点を踏まえて、ねこ背を治すために、背中の筋力トレーニングを推奨する人もいます。

しかし、背中の筋力がつけば、ねこ背が確実に改善するかといったら、大きな疑問があります。

場合によっては、筋トレによって、逆にねこ背が悪化することもあるでしょう。むやみに筋トレをすればいい、というものではありません。

ねこ背で丸くなっている筋肉は、そもそも筋力自体は弱くない場合が多いのです。逆に、筋肉が盛り上がっているケースも見られます。

すでに強くなっている筋肉（しかも、ねこ背仕様に形状記憶された筋肉）をさらに鍛えて、ねこ背がよくなるでしょうか。そんなはずはありません。

今まで取り上げてきたねこ背治しの方法は、端的にいって、みんな間違っています。間違った方法をどんなにくり返しても、ねこ背はよくなりません。

重要な役割を果たす背骨と骨盤

私たちの体は、ロジカル（論理的）にできています。

ある状態（この場合なら「ねこ背」）が生じているとき、この結果をもたらした原因が、私たちの体のどこかに必ずあるのです。

つまり、**背中が丸まったり、肩が前に出ていたりするのは、結果にすぎません。**

正しい姿勢をとろうといくら努力しても定着しないのは、私たちが原因に手をつけずに、結果だけをいじろうとしているからなのです。

それらの結果をもたらしている原因とは、なんでしょうか？


結論からいいましょう。**大もとの原因は、骨盤です。**

骨盤こそが、ねこ背をはじめとした多くの体の変化を引き起こす大もとなのです。

骨盤について詳しく説明する前に、まず背骨について簡単にまとめておきましょう。

背骨の構成とS字カーブ

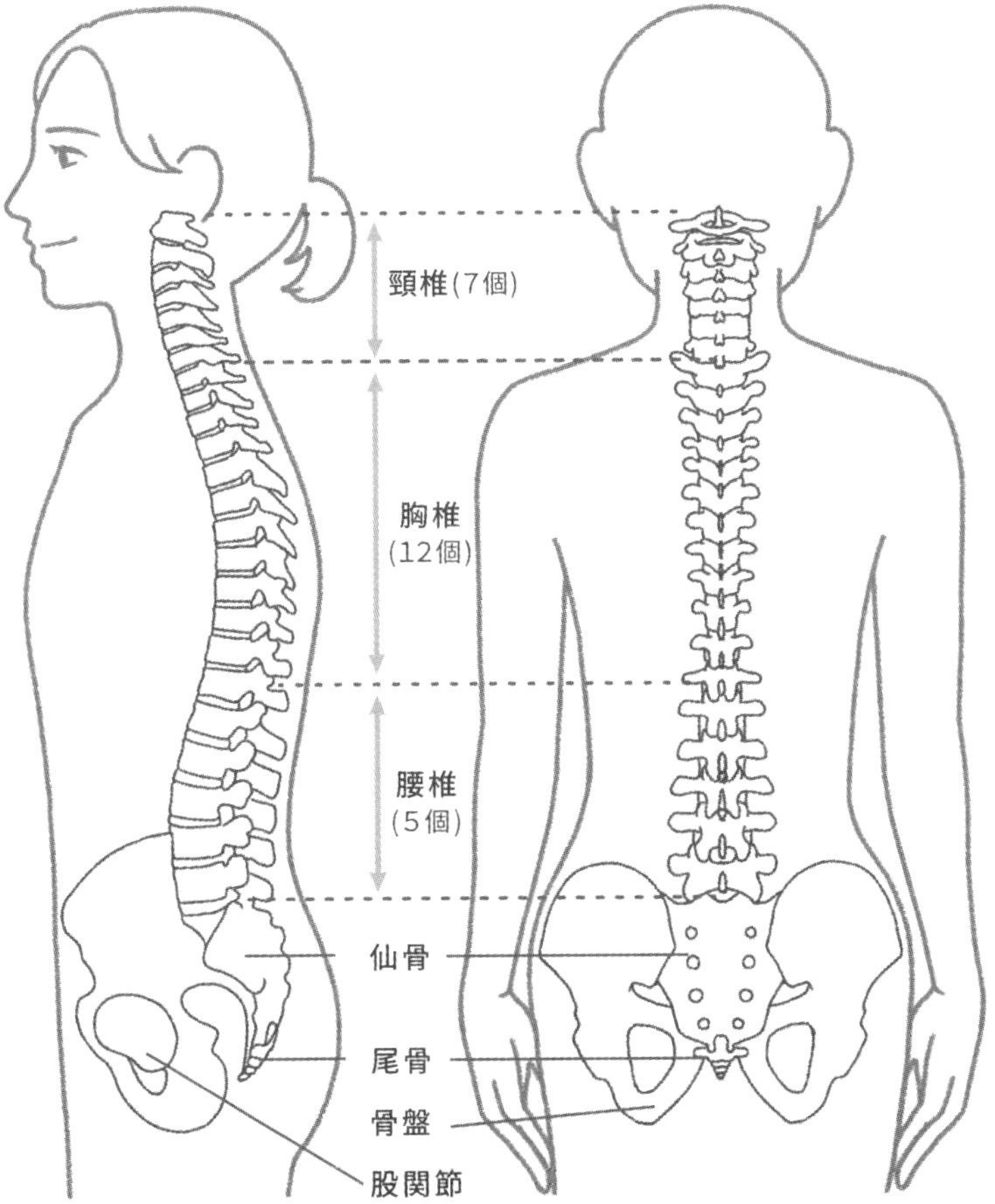

背骨は横から見るとS字を描いている

約5kgの重さの頭を無理なく支えたり、体が受ける衝撃を受け止めるスプリングの役割を果たしている

私たちの背骨は、7個の首の骨（頸椎《けいつい》）、12個の胸の骨（胸椎《きょうつい》）、5個の腰の骨（腰椎《ようつい》）、仙骨《せんこつ》、尾骨《びこつ》から構成されています。

背骨を横から見ると、S字状のゆるやかな曲線を描いています。

背骨は、約5kgの重量がある頭を支えなければなりません。背骨がS字状にカーブしているのは、この頭の重さを分散して、無理なく支えるためです。

同時に、このS字カーブは、歩くときや走るときに体が受ける衝撃を受け止めるスプリングとしても機能しています。

背骨のS字カーブは、腰椎の部分で前に少し反って（前弯《ぜんわん》）います。

胸椎は、腰椎とは逆に、後ろに弯曲（後弯《こうわん》）しています。頸椎は、腰椎と同じように、前に弯曲しています。

これらのカーブが、全体でS字を描いているわけです。

この背骨に連結し、背骨を支えているのが**骨盤**です。

ひとくちに骨盤といいますが、そういう名前の骨があるわけではありません。

骨盤の構成とそれを支える筋肉

骨盤

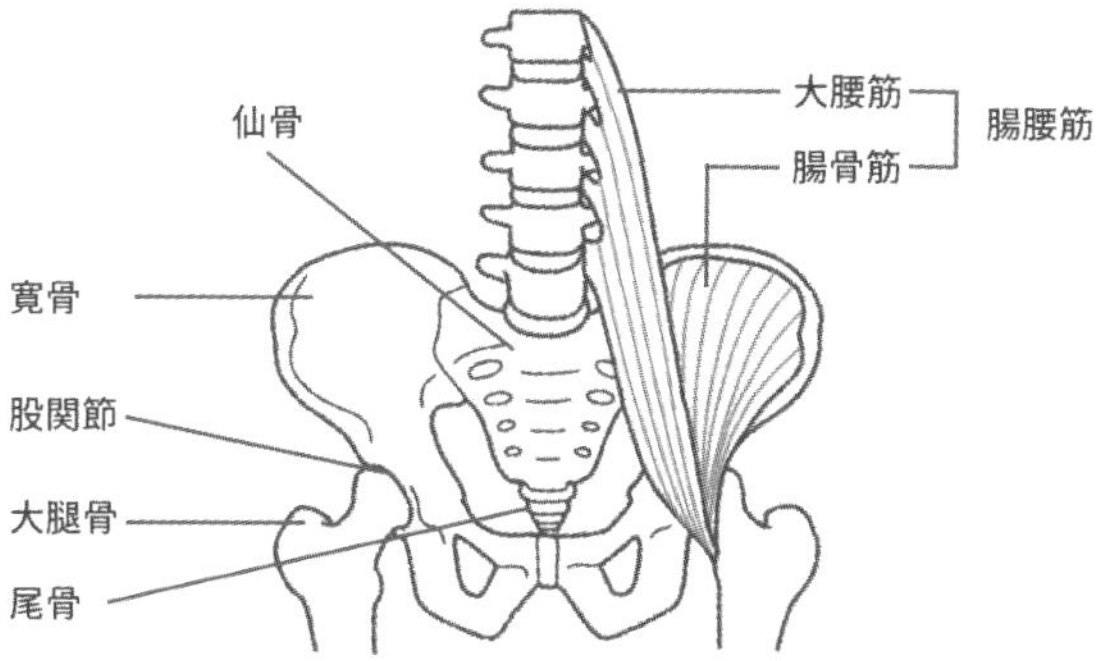

脚

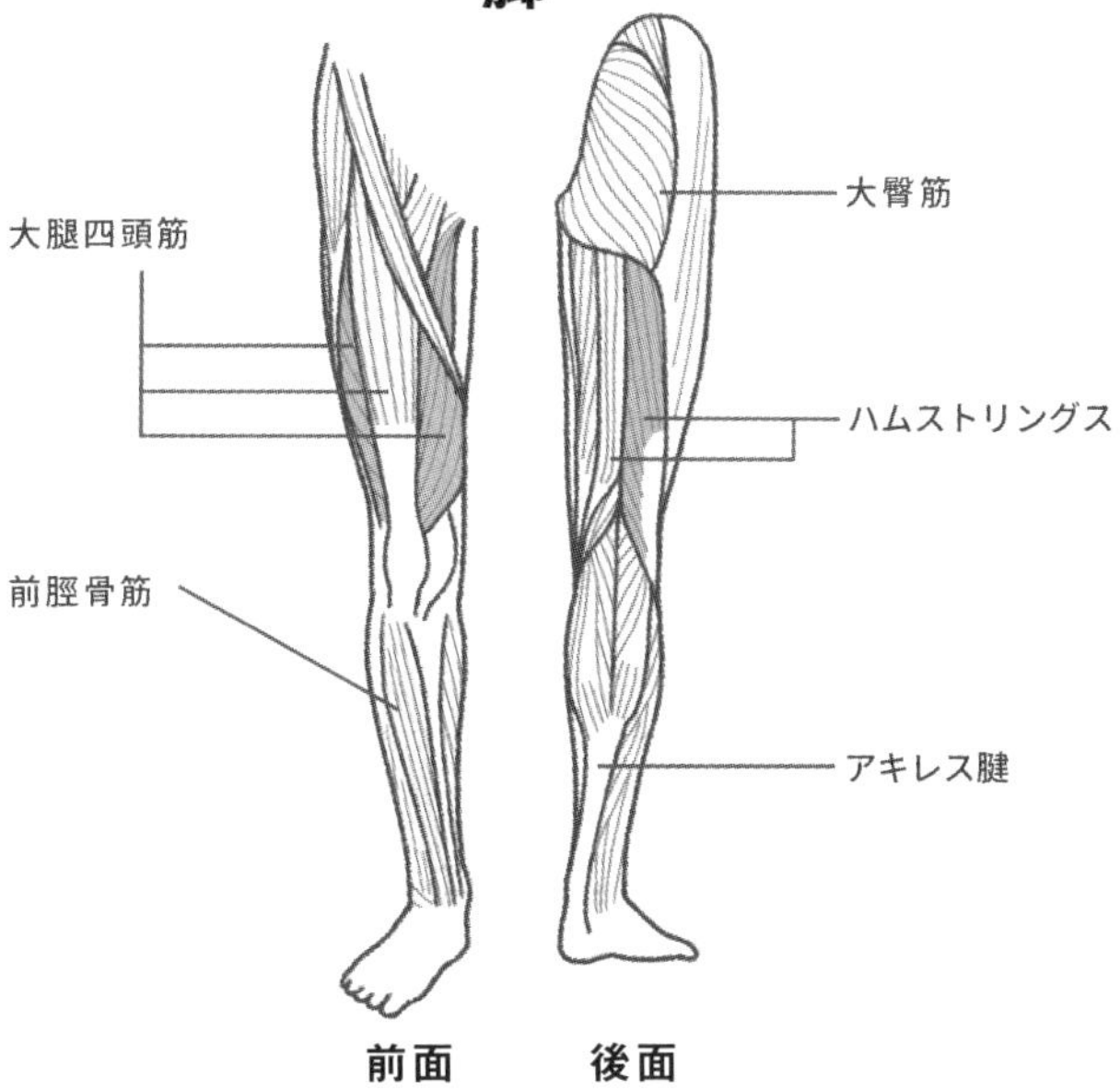

骨盤は、仙骨、尾骨、左右の寛骨《かんこつ》（腸骨《ちょうこつ》・座骨《ざこつ》、恥骨《ちこつ》の総称）から構成されています。仙骨と尾骨は、背骨（脊柱）のうちの腰椎につながる部分で、骨盤の下部は、股関節を介して、太ももの骨である大腿骨《だいたいこつ》につながっています。

骨盤は、私たちの体の中心に位置し、上半身と下半身のバランスを保ったり、内臓や生殖器を守ったりするなど、大切な役割を果たしています。しかも体の中心にあるため、骨盤には非常に多くの筋肉がついています。

それらの筋肉がバランスを保つことで、骨盤の位置をキープしているのです。

体の前側には、太もも前面の大きな筋肉である大腿四《だいたいし》頭筋《とうきん》や、背骨や腰と股関節をつなぐ重要な筋肉である腸腰筋《ちょうようきん》などの筋肉があります。

体の後ろ側には、お尻の大きな筋肉である大臀筋《だいでんきん》や、太もも裏の筋肉であるハムストリングスなどがあります。

重要なのは、**体の前側と後ろ側の筋肉がバランスをとることによって、骨盤はまっすぐ立つことができているという点です。**

筋肉のバランスが骨盤に影響を与える

姿勢がくずれてしまう原因は、骨盤にあるとお伝えしました。

さらに「骨盤をまっすぐ立てる」ためには、体の前側と後ろ側の筋肉のバランスがとれていることが重要になります。

ところが、なんらかの原因によって、このバランスがくずれてしまうことがあります。

例えば次のような影響で、筋肉のバランスがくずれることがあります。

仕事の影響（1日中パソコン作業をしているなど）

体の使い方のクセ（イスの座り方やハイヒールをはく習慣など）

運動不足

加齢による筋力低下

心理的要因（「自信がない」などの心理的影響によるもの）

骨盤の前側にある大腿四頭筋や腸腰筋がこわばって縮むと、骨盤が前に倒れます。

一方、骨盤の後ろ側の筋肉、大臀筋や太もも裏のハムストリングスなどがこわばって縮むと、骨盤は後ろに倒れます。


こうして骨盤が前に傾いたり、後ろに傾いたりしている状態は自然な姿ではありません。

骨盤は上半身を乗せる土台です。

土台がまっすぐ立っているからこそ、土台の上に乗っている上半身もバランスよく立っていられるわけです。

筋肉のバランスがくずれると骨盤にも影響する

骨盤の後傾

骨盤の後ろ側にある大臀筋やハムストリングスがこわばり縮むことで骨盤が後傾する

骨盤の前傾

骨盤の前側にある大腿四頭筋や腸腰筋がこわばり縮むことで骨盤が前傾する

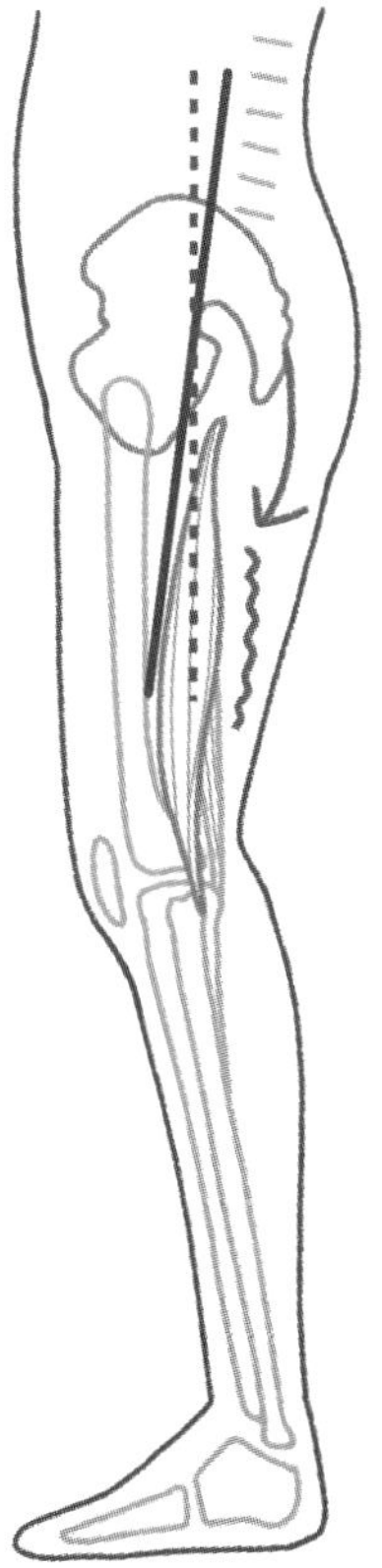

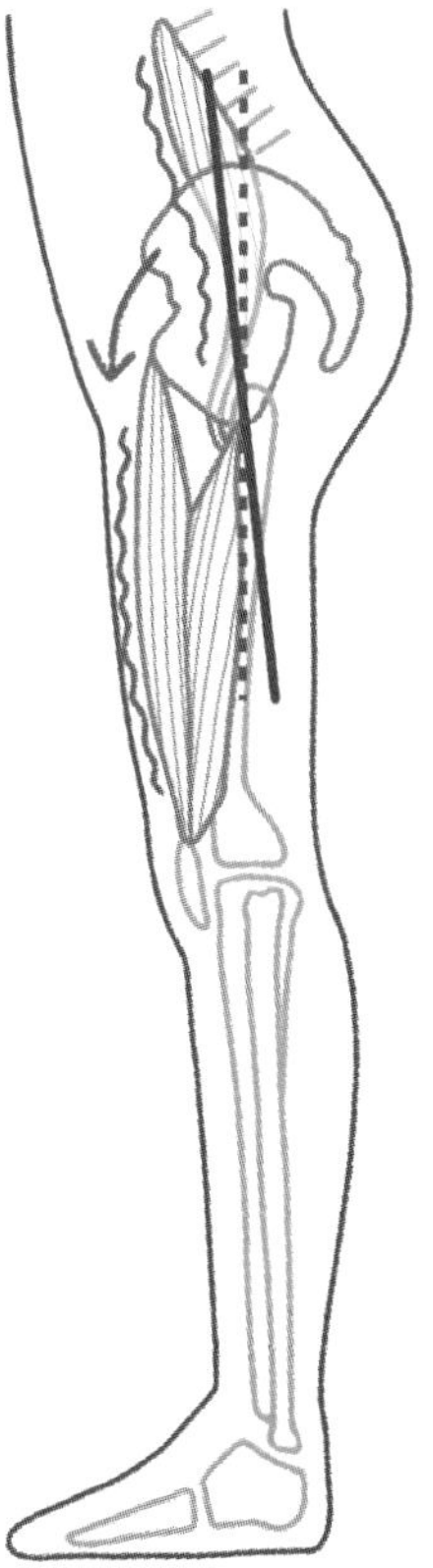

私たちの体を支配する「凸凹の法則」

大事な土台＝骨盤が前や後ろへ傾くと、全身のバランスがくずれます。
バランスがくずれたら、どうなるでしょう？

私たちの体というものは、ロジカルにできているとお伝えしました。バランスがくずれたら、体はそのくずれたバランスを自分でなんとか補おうとするのです。
そこで働くのが、**「凸凹《でこぼこ》の法則」**と私が呼んでいるものです。
これは、非常に単純な法則です。

つまり、**体の中でどこかが出たら、どこかが引っ込む**、ということです。

骨盤が前に倒れたり、あるいは、後ろに倒れたりした場合、このくずれたバランスをとるため、その影響が体のほかの部位に連動して現れます。

骨盤が前に傾くと、**おなかが前に出て、お尻は後ろに突き出ます。**姿勢がよい人の場合、S字カーブを描く背骨は、腰椎のところで前に少し反っていますが、骨盤が前傾すると、その反りが強くなって、**「反り腰」**になります。

足は、内股や、内股気味になる人が多くなります。

骨盤の変化は上半身にも影響します。骨盤が前傾して腰の反りが強くなると、その反動で背中が丸まります。

これらはみな、骨盤が前へ傾いていることのバランスをとるための変化なのです。

一方、骨盤が後ろに傾くと、**お尻が引っ込み、腰が丸くなります。**

足は、がに股気味になります。ひざが伸びきらずに、曲がっている人が多くなります。

上半身は、背中全体が丸くなり、肩が前に出る傾向があります。

このように、骨盤の前傾・後傾によって、体には連動した変化が生じます。

その結果として、さまざまなタイプのねこ背が生じてくることになるのです。

土台の骨盤を整えるのが大原則

背中全体が丸くなる
顔が前に出る
肩が前に出る

このような、ねこ背の特徴的な変化も、骨盤の前傾・後傾が起因となって生じます。そのため、例えば背中全体が丸いのをなんとかしようとしてエクササイズを続けても、原因となっている骨盤の傾きが修正されなければ、すぐにまたねこ背に戻ってしまいます。

骨盤という土台が傾いたままなら、土台の上に乗っている上半身をいくら治してもすぐにもと通り。原因にアプローチせずに、その結果だけをいじってもダメなのです。

ねこ背を治すためには、大もとの原因を正さなければなりません。

骨盤が前後に傾くとどうなるか？

骨盤が後傾している

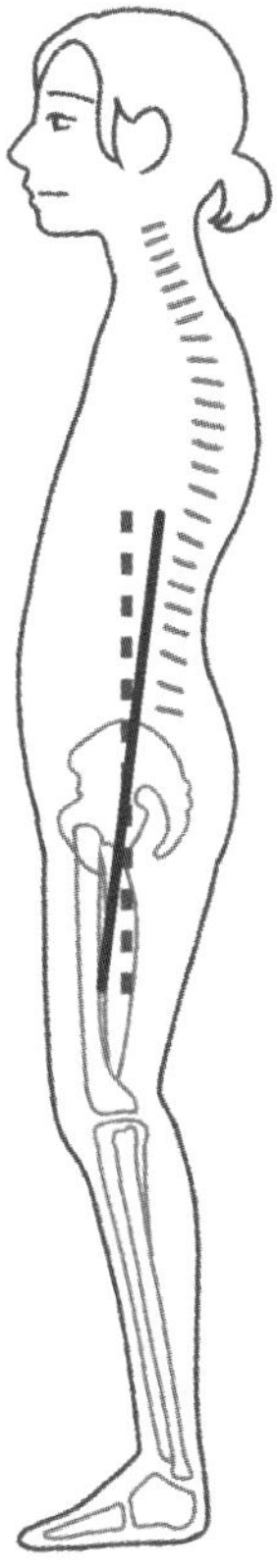

- □ お尻が引っ込みやすい
- □ ひざが曲がりやすい
- □ がに股になりやすい
- □ 太もも後面の筋肉が縮んで硬くなりやすい

骨盤が前傾している

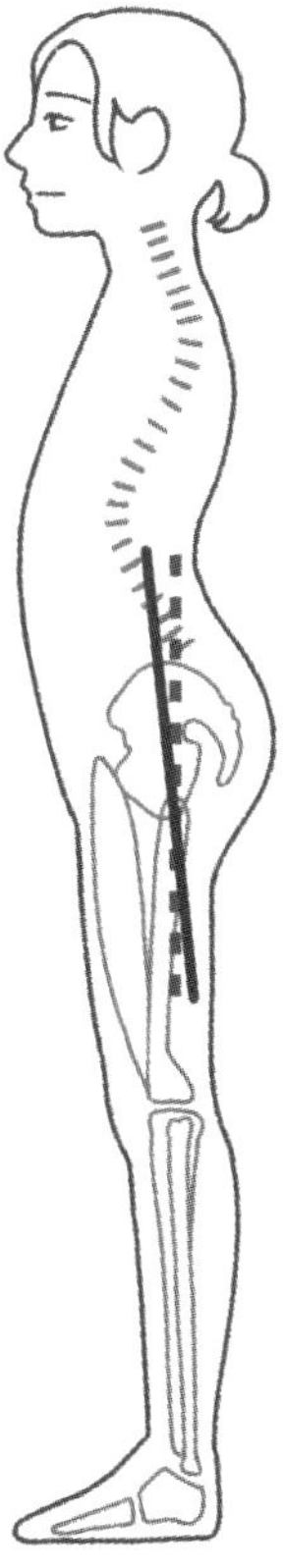

- □ お尻が出っ張りやすい
- □ 反り腰になりやすい
- □ 内股になりやすい
- □ 太もも前面の筋肉が縮んで硬くなりやすい

なにより、**土台の骨盤を整えるのが大原則**です。

骨盤の前傾・後傾を矯正するストレッチのやり方は第3章で詳述しますが、なかには**ストレッチで骨盤を整えるだけで、ねこ背が治る人もいます。**

骨盤が前後に傾くとき、骨盤に接している股関節にも影響が及びます。

骨盤と股関節には多くの筋肉がついています。骨盤が傾けば、それに付着した筋肉もそれぞれ、ゆるんだり緊張したりすることになります。

この状態が長年にわたって続けば続くほど、骨格も筋肉も、ねこ背仕様の不自然な状態で固まります。

一度形状記憶された骨格のゆがみや筋肉の変化を修正するのは、容易ではありません。

それに対して、骨格や筋肉などがまだ固まりきっていなければ、骨盤を整えるだけで、骨盤の前傾・後傾から生じていたさまざまな症状がよくなることもあります。

そのため、まずは骨盤を整えるストレッチを試してほしいのです。

それだけで症状が楽になることも、じゅうぶんありうるからです。

多くの患者さんを見てきた経験からいえば、男性には、形状記憶の進行した人が多い傾向があります。

それに対して女性は、そこまで進行していない人も多く見られます。

ただ、いずれの場合にも、ねこ背を治すには骨盤を整えることが最優先であることに変わりはありません。

誰も教えてくれなかった正しい姿勢

私が骨盤を整えることを重要視するのは、そこを修正しないことには、正しい姿勢を維持することができないからです。

ちなみに、正しい姿勢とはどんな姿勢でしょうか?

インターネットで検索すれば、例えばこんな感じの情報が出てきます。

あごを引き、頭のてっぺんから糸でつられるようにイメージする

おへその辺《あた》りに軽く力を入れ、おなかを引っ込める

横から見たときに耳の穴、肩の中央、くるぶしの3点が一直線上になるように立つ

問題は、ねこ背の人はこうした姿勢を取り続けることが困難だという点にあります。

ねこ背が「楽で優先される姿勢」として形状記憶されているために、いわゆる正しい姿勢

を意識しても、それを常時続けることが難しいのです。

「あごを引くこと」や、「おなかを引っ込めること」などは、まだ意識して行うことが可能かもしれません。

「頭のてっぺんから糸でつられるようにイメージする」のも、できなくはありません。

しかし、耳の穴、肩の中央、くるぶしの3点が一直線上になるように意識して立つなどといわれても、日常生活ではとてもできません。

鏡の前から離れれば、あるいは、姿勢に意識が集中しなくなった瞬間に、たちまちもとのねこ背の姿勢に戻ってしまうでしょう。

違う情報として、壁際に背中の3点（後頭部、肩甲骨、かかと）をつけて立つといった方法もよく紹介されています。

しかし、これもおすすめできません。

そもそも私には、根本的な疑問があります。重症のねこ背の人の場合、この壁際に立つ方法で正しい姿勢をとることはできないと考えるからです。

ねこ背がかなり悪化すると、首の骨にまで変形が及びます。

このとき、首は**「ストレートネック」**（首の骨の自然なS字カーブが失われて、まっすぐになった状態）や**「ねこ首」**（頚椎《けいつい》のS字カーブが強すぎて、猫のように首をすくめた状態）になります。

首がこうした不自然な状態で固まっていると、そもそも壁に後頭部を正しい形でつけられないのです。無理に後頭部をつけても、あごが上がったりします。

つまり、後頭部を壁につけて立ったところで、ねこ背はまったく修正されていません。

私の考える正しい立ち方の条件とは、骨盤がまっすぐに立つことです。

ただし、ねこ背の人は、骨盤がそもそも前に倒れたり、後ろに倒れたりしています。

そこで、次のような手順が重要になります。

1 骨盤の前傾・後傾を確かめる

2 前傾の人はお尻を引っ込める／後傾の人はお尻を突き出す

骨盤が前に倒れているか、後ろに倒れているかを確認する基準は、とても明確です。

お尻が出ているか、引っ込んでいるか。これだけです。

これが正しい立ち方!

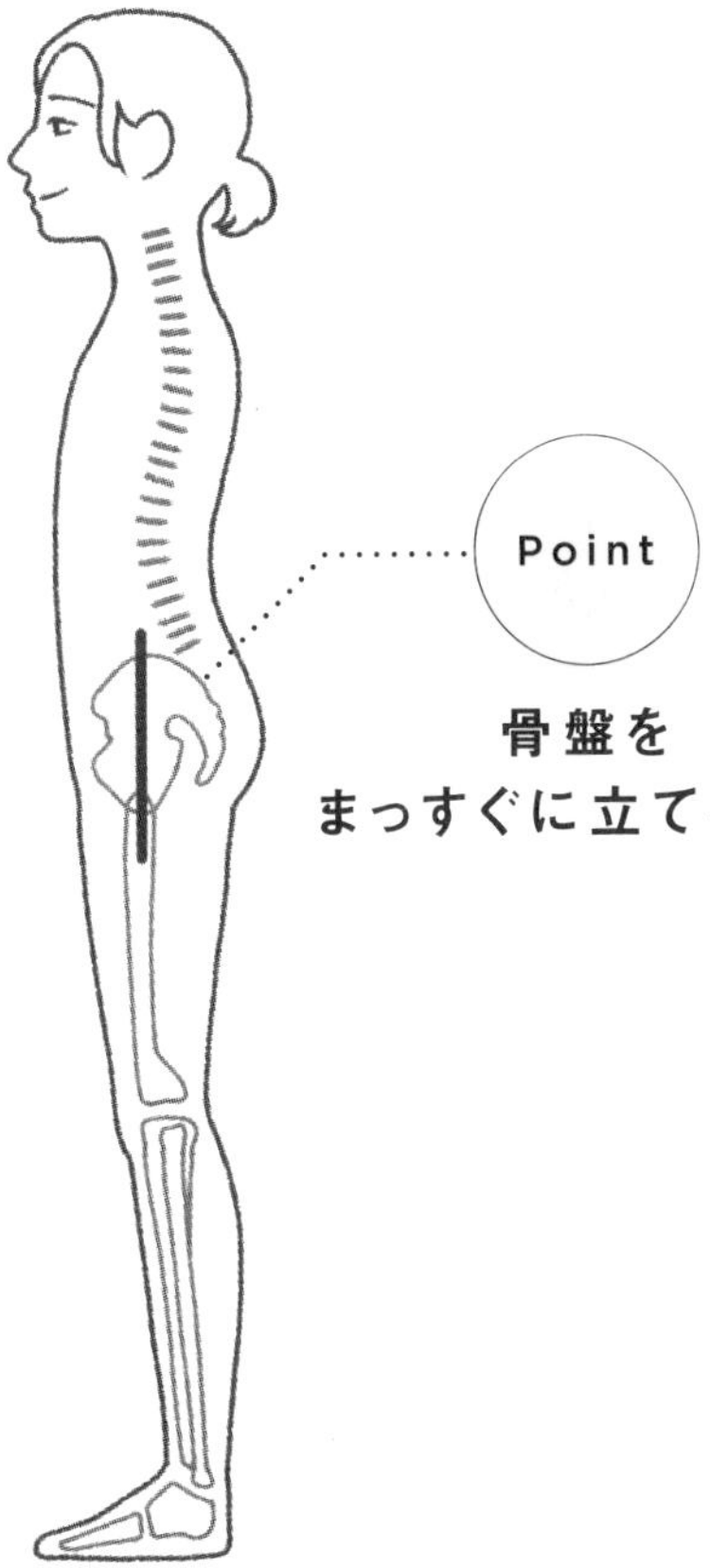

お尻の位置を意識するだけでOK

□ お尻が出ている人（骨盤前傾タイプ）→お尻を引っ込めて立つ

□ お尻が引っ込んでいる人（骨盤後傾タイプ）→お尻を突き出して立つ

お尻が出ている人は、骨盤前傾タイプです。

お尻が出ていない人は、骨盤後傾タイプになります（これも第3章で詳しく説明します）。


骨盤前傾タイプの人は、お尻が出っ張っていますから、下腹に力を入れて、おなかを引っ込めます。すると、出ていたお尻も引っ込むでしょう。

骨盤前傾タイプの人の中には腰痛に悩まされる人が多いのですが、出ていたお尻を引っ込めると、腰痛持ちの人はその瞬間に腰が楽になったと感じるでしょう。

腰痛が起こっていたのは、骨盤が前に倒れることで腰が余分に反り、腰への負担になっていたからです。それが、正しく骨盤を立てることで楽になるわけです。


これは、後傾タイプの人にも当てはまる原則です。

骨盤後傾タイプの人の場合、お尻を少し後ろに突き出すようなイメージで立ってください。

骨盤が後傾している人は、たいてい立ったとき、かかと寄りに重心がきています。そこで、重心を足全体に乗せるつもりで立つことを意識するとよいでしょう。

このようにお尻を意識するだけで、正しく立つことができるようになります。

イスに座るときの姿勢はどうする？

イスに座るときは、どうすれば正しい姿勢で座ることができるでしょうか。

気にかけるポイントは、ただ1点です。


お尻の穴が、まっすぐに下を向いているかどうか。


これだけを心がければよいのです。そうすると、骨盤がまっすぐ立ちます。

つまり、立位も座位も、骨盤をまっすぐに立てるという原則は、まったく同じということになります。

こうして骨盤を立てることを意識すれば、正しく姿勢よく座ることが可能になります。

しかし、ねこ背の人は、体がねこ背仕様になっていますから、骨盤を立てようという意識が外れれば、たちまち悪い姿勢に戻ってしまうでしょう。
それも、**今のところは仕方がないのだと考える**ようにしてください。
意識しなくても、骨盤をまっすぐ立てられるようになるために、本書でご紹介するねこ背治しのストレッチがあるのです。

また同時に、「お尻の穴がまっすぐ下を向いているか」という指標をもとにすると、イスの座面が高すぎても低すぎても、キレイな姿勢で座り続けるのが難しくなります。

正しい座り姿勢を維持するためには、イス選びにもポイントがあります。詳しくは後述（146ページ）しますので、まずは正しい座り方をしっかり押さえておいてください。

これが正しい座り方！

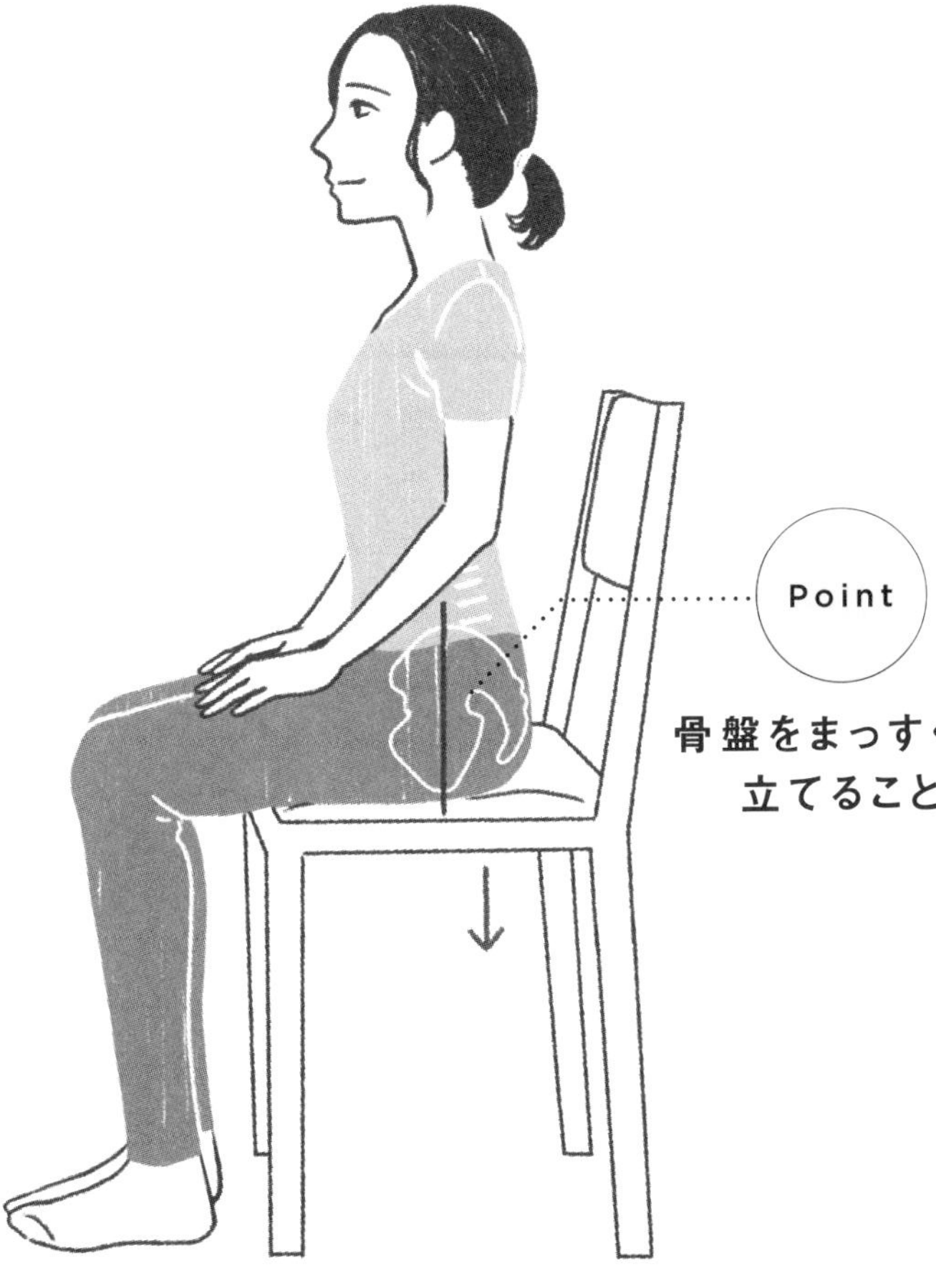

お尻の穴を真下に向けるだけでOK

イスの座面の高さは、ひざの下の長さと同じくらいになるようにする

正しいストレッチはたった10秒で効く

私が実際にねこ背の矯正をしていると、たった1回の施術で、あるいは、たった1回のストレッチで、患者さんの姿勢が劇的によくなることがしばしば起こります。

ただ、その1回だけで正しい姿勢が定着するとは限りません。率直にいって、その1回だけで定着させるのは難しいでしょう。

なにしろ、骨格も筋肉も、ねこ背の状態で形状記憶されています。

つまり、くり返し述べているとおり、いったん姿勢がよくなっても、すぐに悪い状態へと戻ってしまいます。

そうしたことを踏まえたうえで、皆さんにぜひお伝えしておきたいのは次の点です。

ストレッチを正しく行えば、たった1回でもよくなる。

逆に、間違ったエクササイズは、いくらやっても効果がありません。

私が「ストレッチは1回10秒でいい」というのも、この理由からです。いいかげんではなく、ストレッチをきちんと行えば、1回10秒でも確かな効果があるのです。

私が提案しているのは、ただ鍛えたり伸ばしたりするようなエクササイズではありません。正しい動作の実践をすることです。

そのため、私はエクササイズの代わりに「プラクティス（実践）」という言葉を使っています。

こうしたエクササイズを提案すると、必ずといってよいほど、行うべき回数や時間の目安を質問されます。多くの方が、回数をこなせばこなすほど効果がある、という思考に陥りがちなのでしょう。

しかし、回数を「義務的にこなすこと」には意味がありません。ましてや根本的に間違ったストレッチであれば、時間のムダになるばかりです。

私はむしろ、集中して1回行うほうが効果的であると考えています。

大事なのは、1回10秒かけてじっくり行うことによって、正しい動きを脳に認識させることです。

トレーニングやストレッチで筋肉を変えることよりも、まず脳に気づきを与える（＝脳を変える）ことを目指してください。プラクティスという言葉を使っているのも、そのためです。

皆さんには、この1回の実践（プラクティス）の貴重さを知ってほしいのです。

むろん、ストレッチでいったんよくなっても、形状記憶されたねこ背はすぐもとに戻ります。

しかし、もとの木阿弥《もくあみ》になるわけではありません。

翌日にまた、正しいストレッチを行うことで、よい状態へ戻すことができます。

また悪くなったら、正しく戻す。

このくり返しにより、形状記憶されたねこ背の〝記憶〟を〝書き換えていく〟のです。

まとめると、ねこ背治しのシステムは、次のような手順になります。

1 **骨盤の前傾・後傾を判別する**
←
2 **骨盤を整えるストレッチを行う**
←
3 **上半身のねこ背のタイプを判別する**
←
4 **タイプ別ストレッチを行う**

骨盤の前傾・後傾を確認したら、それぞれの骨盤を整えるストレッチ（84ページ〜）を行います。

骨盤が前に倒れたり、後ろに倒れたりしていれば、その影響を受けて上半身の筋肉や背骨にもゆがみが生じて、ねこ背になります。

ねこ背もいくつかのタイプに分けられますから、タイプを判別し、タイプごとの対策のストレッチ（94ページ〜）を行います。

考え方は、タイプ別ストレッチの場合も変わりません。1回10秒のストレッチで、脳に正しい姿勢を認識させることが重要です。

これらに加えて、1日1回は鏡の前に立ち、姿勢がどのようになっているかをチェックしましょう。

鏡の前で正しい姿勢を取り、自分の「ホームポジション」を確認することが重要です。こうして毎日のセルフケアと、鏡の前でのチェックを続ければ、ねこ背は大きく改善していきます。

先にも触れたとおり、たった1回のストレッチでかなりよくなる人もいます。第3章で具体的なストレッチ方法を紹介しますので、ぜひ気軽に試してみてください。

第2章

ねこ背が治ると人生が変わる!

私自身もねこ背で苦しんできた

私自身、ねこ背によって生じる体の不調に悩んできました。しかも長らく、その不調がねこ背によるものだと気づかなかったのです。

私の体調不良がいつ始まったかについては、はっきりとわかりません。おそらく、小学校高学年の頃でしょうか。中学生になったときには、明らかに調子がよくありませんでした。周囲からはいつも「顔色が悪い」といわれていました。

また、2週間に1回程度のペースでのどが痛くなり、よくおなかもこわしていました。

私は、プロ野球選手になるのが夢でした。その夢の実現のため、神奈川県内でも有数の野球の名門高校に入学しました。

ところが入部早々、基礎トレーニングの1つである4㎞走をすると、毎回ひどい吐き気に襲われるようになったのです。

大学病院で調べてもらったところ、担当医からは「鼻水がのどに落ちてくるので、調子が悪くなるのではないか」と、今から思えば、わけのわからない説明を受けました。

そんな的外れの診断をするくらいですから、治療によって症状がよくなるはずもありません。走ると毎回吐き気がするので、セーブしながら走っていました。

さらに今度は、原因不明の腰痛に悩まされるようになりました。

ひたすら腰の牽引をする日々です。しかし、牽引しても、痛み止めを毎食後に服用しても、痛みは取れないままでした。

結局、私は退部届を出し、自分の夢を諦めることになったのです。

その後もずっと、体調不良が続きました。

大学時代は、胃痛や背中痛、胃腸障害などに悩まされました。もちろん、腰痛も相変わらずよくなっていませんでした。

私は幼い頃から、かなりのねこ背でした。でもこのときは、そのねこ背が体調不良の原因だとは夢にも思わなかったのです。

治療家となり、いろいろな患者さんを見て研究と検討を重ねるうちに、たどり着いた結論が、ねこ背でした。

ねこ背が、多くの原因不明の悩みを生む真の原因ではないか――。

「ねこ背を治す」という視点から多くの患者さんに接し、その施術を始めると、次々と新しい発見が生まれるようになりました。同時に、自分の体を実験台にして、トライアル＆エラーをくり返しました。

そのようにして、ねこ背の治し方を確立してきたのです。

ちなみに私は骨盤前傾で、ねこ背のタイプは顔出し型と前肩型の混合タイプでした（詳しくは次章で解説します）。

今では、ねこ背はすっかり治っています。その結果、腰痛をはじめとして、ねこ背から生じていた体の不調もすべて克服することができたのです。

私の治療院には、毎日、ねこ背に悩む多くの患者さんが訪れます。やはり多いのが、ねこ背自体を気にかけ、気を病んで訪れる人です。いろいろな病院や治療院を巡り巡って、たどりつく人もたくさんいます。

なかには、体の不調を「ねこ背のせいに違いない」と訴える人もいますが、どちらかといえば、それは少数派でしょうか。

つまり、**「ねこ背によって、さまざまな体の不調が起こっている」ということに気づいていない人が大半**なのです。

体の不調をまったく意識していない患者さんの話をよくよく聞いてみると、「肩こりがひどい」「頭痛が頻繁にある」「ひざが痛い」といった症状があることがわかってきます。みなさん、私がねこ背と症状の関連性を指摘しても、いまひとつピンとこない顔をしています。

でも、ねこ背がよくなるとともに、悩まされていた症状がしだいに消えていきます。すると、患者さんもねこ背と症状の関連性にようやく気づき、改めて驚くことになるわけです。

この本の読者のなかにも、体の不調にお悩みの方は多くいらっしゃるのではないでしょうか？　もしかしたらその原因は、ねこ背かもしれません。

ねこ背は全身の不調をもたらす

ねこ背になると、さまざまな体の不調が現れます。ここでは、その主な症状を取り上げ、紹介します。

自分が該当する症状がないかどうか、チェックしてみてください。

腰痛

骨盤が前に傾くと、おなかが前に出て、お尻は後ろに突き出ます。

姿勢がよい人の場合、横から見てS字カーブを描く背骨は、腰椎《ようつい》（腰の骨）のところで前に少し反っている（前弯《ぜんわん》）のですが、骨盤が前傾すると、この前弯の反りがより強くなって、いわゆる**「反り腰」**になります。

通常よりも反りが強くなると、その負担が腰にかかり、痛みとして現れるのです。

ハイヒールをはいている女性は、骨盤前傾による反り腰になりやすく、しばしば腰痛に悩まされます。こうした人は、前傾していた骨盤を立てられるようになるだけで、腰が楽になるケースが多いです。

一方で、骨盤が後傾した場合、反り腰にこそなりませんが、背中が全体的に丸まります。それが腰への負担となり、腰痛が起こることがあります。

骨盤が前傾しているにせよ、後傾しているにせよ、ねこ背によって起こる腰痛は、いわゆる**慢性腰痛**と考えられます。

ひざ痛

骨盤が前傾したり後傾したりすると、体のバランスがくずれます。その結果、前傾・後傾いずれの場合でも、ひざに余分な負担がかかることになります。

例えば、骨盤が後ろに傾けば、ひざが伸びきらずに、曲がったままの状態になります。そして、骨盤に接している股関節もゆがみ、**がに股**になりやすくなります。

がに股は、ひざ関節のねじれを引き起こします。とりわけ、ひざ関節の内側に負担がかかるようになり、多くの場合はひざの内側に痛みが生じてくるのです。

また、こうして長い間ひざに負担がかかっていると、ひざ関節の軟骨《なんこつ》が変形する**変形性膝**

関節症も起こってきます。

さらに、バランスのくずれは、ひざだけでなく足首にもかかります。**足首痛**や**外反母趾**《がいはんぼし》など、足に障害が出てくることもあります。

肩こり／四十肩／五十肩

骨盤がゆがむと、その影響は土台の上に乗っている上半身にも現れます。

骨盤が前に倒れたり、後ろに倒れたりして、くずれた重心をカバーするために、上半身にもゆがみが生じるのです。

具体的には、背中全体が丸まったり、両肩が前方に出たり、顔だけが前に飛び出したりします。ねこ背が重症化すれば、これらの3タイプの変形が重ねて起こるケースもあります。

頭が前方に出ると、その重たい頭を支えるため、肩周辺の筋肉は常に負荷がかかる状態になりますから、ねこ背の人はたいてい、つらい肩こりに悩まされます。

肩が前に出るタイプのねこ背では、肩こりだけでなく、**四十肩**、**五十肩**も起こりやすくなります。

胸郭《きょうかく》**出口症候群**（硬くなった筋肉により、神経の通り道が狭くなって肩こりやしびれなどが起こる病気）も見られます。

首痛／ストレートネック／ねこ首

首痛は、肩こりと同様に、骨盤の前傾・後傾の影響で、上半身のバランスがゆがむことによって生じます。

特に、顔が前方に突き出るタイプでは、首痛が最もよく見られます。顔が前に出ているために、首の骨（頸椎《けいつい》）に大きな負担がかかるからです。

頸椎は、S字状にゆるやかに弯曲している背骨のうち、少し前に反っている部分で、およそ5kgもある重たい頭を支えています。

頸椎部分の反りも、背骨全体が形づくるクッション構造の一部で、頭の重みをバランスよく散らす役割を果たします。

ところが、ねこ背になって顔が前に出ると、頸椎がまっすぐ伸びて、**ストレートネック**になるか、逆に、もっと反りが強くなって、**ねこ首**となってしまうのです。

いずれの場合も、重い頭の荷重が頸椎に余分にかかることになります。首が猛烈にこり、痛みが出るようになります。

さらにひどくなれば、**頸椎椎間板《けいついついかんばん》ヘルニア**や**変形性頸椎症**へと進行します。頸椎から出ている神経が圧迫され、手のしびれが出てくるケースもあるでしょう。

頭痛／眼精疲労／めまい

ねこ背で、首や肩がこっていると、首の筋肉が強く緊張します。こうして起こるのが、**筋緊張性頭痛**です。

筋緊張性頭痛とは、頭から首や肩にかけての筋肉が緊張して血流が悪くなり、疲労物質が筋肉にたまって、神経を刺激することで起こる頭痛です。日本人に最も起こりやすいタイプの頭痛とされています。

一日中パソコン操作をしている人や、スマートフォンを何時間も使っている人などにしばしば起こり、疲れがたまってくる午後以降に痛みが強くなる傾向があります。

頭をしめつけられるような重苦しい痛みが、いつからともなく始まってダラダラと続くのです。

筋緊張性頭痛が起こるときは、同時に背中や首、肩のこりを伴い、目の疲れやめまいも起こることがあります。

不定愁訴

肺は、肋骨《ろっこつ》で囲まれた籠《かご》のような骨格である胸郭に包まれています。

この胸郭がふくらんだり、縮んだりすることで肺は伸び縮みし、呼吸が行われます。呼吸時に、上下に動くのが横隔膜《おうかくまく》です。

ねこ背によって胸郭が狭められた状態では、横隔膜の動きが妨げられます。すると、肋骨が適切に広がらず、浅い呼吸しかできません。そのぶん、新鮮な空気を取り込みにくくなります。

呼吸が浅くなって慢性的な酸素不足になると、基礎代謝（生きていくために必要な最小のエネルギー代謝量）が低下することで、エネルギーを消費できなくなるため、太りやすくなります。

ほかにも、多くの不定愁訴の生じる可能性が高まります。

「一日中眠たく感じる」「疲労感が抜けない」「集中力が欠如する」「手足が冷える（血行が悪い）」などです。

胃痛／便秘／下痢

ねこ背によって背中が丸くなると、胸郭が狭まります。

その影響で内臓も押し下げられ、圧迫を受けます。みぞおち付近の胃が圧迫され、**胃痛**や**胃もたれ**、**むかつき**といった症状を引き起こします。

内臓全体が押し下げられることで、腸の働きも悪くなりがちです。

背中には内臓のツボが集中していますが、それは、内臓を支配する神経がその部位の背骨から出ているためです。

ねこ背によって、背骨の弯曲《わんきょく》の度合いが通常以上に強まると、脊椎《せきつい》にも余分な負荷がかかります。すると、脊椎から出ている神経を圧迫し、**胃腸の機能低下**を引き起こすことがあるのです。

内臓機能が低下する結果、**便秘**や**下痢**も起こりやすくなります。

生理痛／婦人科疾患

ねこ背によって、内臓が圧迫を受けて押し下げられると、その下部にある子宮や卵巣なども圧迫されることになります。それが、**生理痛**をひどくしたり、**婦人科疾患**を招いたりする要因ともなります。

また、ねこ背になると、骨盤の前傾・後傾にかかわらず、骨盤の中に収まっている子宮などの器官に悪影響が出る可能性が高まります。

自律神経失調症

自律神経とは、意思とは無関係に内臓や血管を調整する神経のことです。「交感神経」と

「副交感神経」という正反対の働きをする2つの神経から成り立っています。

交感神経は、主に日中、活動したり緊張したりしているときに働く神経です。

副交感神経は、主に夜、休息したりリラックスしたりしているときに働く神経です。両者はシーソーのように、交互にバランスを取り合って働きます。

頸部《けいぶ》の狭いエリアには、交感神経の重要な中継地点である星状《せいじょう》神経節や、副交感神経である迷走神経が存在しています。

首の筋肉が硬くなると、この2つの自律神経を物理的に圧迫したり、血流障害が起こったりして、自律神経の機能低下を引き起こすことがあります。

その結果、いわゆる自律神経失調症の症状が生じるのです。

慢性的な疲労感、だるさ、動悸、ほてり、不眠、耳鳴り、手足のしびれ、口やのどの不快感、頻尿、残尿感、イライラ、やる気が出ない、うつなど。

自律神経失調症に悩む人はたくさんいますが、実はそれらの症状は、ねこ背をきっかけにして起こっているケースもあるのです。

その不調の原因も
もしかしたらねこ背かも

かつて、私自身がそうだったように、多くの慢性症状や不定愁訴というのは、病院で調べても原因不明といわれることが多いのです。

あるいは、見当違いの原因を指摘されて、的外れの治療をされることもあります。

もちろん、そんな治療でよくなるはずはありません。

原因不明の慢性症状にお悩みで、かつ、ねこ背の自覚がある人は、「ひょっとしたら、自分の体調不良はねこ背のせいではないか？」と、疑ってみてもいいでしょう。

ねこ背を治すことによって、ねこ背が原因で生じていた多くの症状や障害が改善していきます。

さらに、ねこ背を矯正することの効用は、それだけではありません。
症状や病気を治す目的以外にも、ねこ背治しには主に3つの効果があります。

1 身長が伸びる
2 ダイエットに役立つ
3 メンタル強化に役立つ

次ページから、それぞれについて考えてみましょう。

驚きの効果1

身長が伸びる

正しい姿勢で立つことができるようになると、骨盤がまっすぐに立ち、背すじも自然に伸びます。

実は、**姿勢を矯正しただけで、身長が1～2㎝伸びることはよくある**のです。

これは、とうに身長の伸びが止まったはずの大人でも起こりうることです。

大人の場合、背骨のS字状の弯曲がきつくなりすぎていたものがゆるくなったり、詰まりすぎていた椎骨《ついこつ》と椎骨の間に余裕ができたり、ストレートネックが治ることで、背が伸びることがあります。

また、骨盤が前傾または後傾すると、傾いた分だけ身長が縮みます。つまり、傾いた骨盤が立つことで背が伸びるケースが多いのです。

さらに骨盤が立つとO脚やX脚も解消されやすくなるので、これもまた背が伸びる要素となります。

子どもの場合は、これに加えて成長軟骨の成長も促進できます。

成長軟骨は、骨の両端にあります。この部分が成長すると骨が長くなり、身長が伸びていくのです。

しかし成長期に背骨が曲がっていたり、O脚やX脚がある場合、骨の末端部分が圧迫され、物理的に骨の成長が起こりづらくなってしまうのです。

ねこ背は何歳からでも伸ばすことができますが、このことから、**子どものねこ背は身長が一気に伸びる思春期までに治しておいたほうがよい**ともいえるでしょう。

驚きの効果 2

ダイエット

ねこ背治しには、ダイエット効果もあります。

例えば、ある40代の女性のねこ背を矯正したところ、食事内容はまったく変えていないにもかかわらず、自然にトイレに行く回数が増え、あっという間に3kgの減量に成功しました。

骨盤を整えるストレッチを行うと、こわばっていた筋肉が伸ばされて、血行がよくなります。すると、下半身に停滞していた体液や血液がよく循環するようになるのです。

そうして、むくみが解消した結果、減量に成功したと考えられます。

ねこ背の人は肩や頭が前に出るため、胸郭が広がらず、呼吸が浅くなっています。すると、酸素不足になって代謝が低下しますから、太りやすい体質になります。

反対に、**ねこ背が改善することで深い呼吸ができるようになれば、代謝がアップし、以前**

に比べてやせやすくなります。

また、ねこ背が矯正されて、骨盤がまっすぐ立つようになると、全身のシルエットがスッキリしてきます。

ねこ背の場合、骨盤が前後に倒れることで、おなかがポッコリと出たり、お尻が突き出たりなど、さまざまな変化が起こります。

これは特に、骨盤が前傾タイプの場合に顕著です。

骨盤前傾の人は、いわゆる腹筋である腹直筋《ふくちょくきん》も弱っているため、おなかがポッコリ出るケースが多くなります。お尻も後ろに突き出ることになります。

ストレッチによって、倒れた骨盤をまっすぐに立てられるようになれば、ポッコリおなかや突き出たお尻も解消できるでしょう。

なお、ねこ背で肩が前に出て、胸郭が狭められると、バストも落ち気味になります。

この上半身のゆがみを解消すれば、胸が自然に開くようになりますから、**バストアップの効果**も期待できます。

驚きの効果 3

メンタル強化

ねこ背が治って姿勢がよくなると、気分や考え方が変わってきます。

ねこ背の原因を前述した際に、心理的要因を挙げました。**ねこ背というのは、その人の考え方や性格、そのときの心理状況などを反映していることが多い**のです。

自分に自信がないという人は、顔がうつむきがちになり、背中も丸まってきます。それが、ねこ背の印象をより強めることになります。

では、自信がない人は、どうすれば自信をつけられるでしょうか?

最もシンプルで効果的な方法は、**「自信のあるふりをする」**ことです。

人生を楽しんでいる人は、よく笑います。これは、楽しいから笑っているのではありません。笑っているから、楽しくなるのです。

自信についても、同じことが当てはまります。

要するに、形から入るのです。

ねこ背を治して正しい姿勢をとれるようになると、気分や考え方が変わってくるのも同じ理由からです。

うつの人は、うつ傾向が強くなるにしたがって自然と背中が丸くなり、肩や顔が前に出て、ねこ背になっていきます。胸が開きませんから、呼吸も浅く酸欠になりがちです。全身に酸素が足りないせいで、脳にも酸素が行きわたりません。

これでは、楽しいことを思いつくはずもありません。

うつを改善させるのにも、ねこ背治しが効果を発揮する可能性があります。

ねこ背を治して背すじが伸びると、胸郭が広がります。息を深く吸えるようになり、脳内の酸素不足も解消するでしょう。

うつうつとして、ネガティブなことばかり考えていた人が、背すじがピンと伸びると、いつの間にか前向きにポジティブな思考ができるようになってくるのです。

子どものねこ背対策もできる

今、ねこ背の子どもが増えています。

実際に私の治療院にも、お子さんのねこ背に悩む親御さんが子どもを連れて、たくさん訪ねてきます。なぜ、ねこ背の子どもが増えているのでしょうか？

その理由は、いくつかあるでしょう。

コンピュータゲーム、スマートフォン、タブレットの影響

小学校のイスの問題

親も子も、そもそも正しい姿勢がわかっていない

まず、**コンピュータゲームやスマートフォン、タブレットの影響**です。

最近だと、家事をしている間子どもを静かにさせるために、家庭でスマートフォンで動画

を見せる方も増えているようです。

また小学校高学年、中学生、高校生と成長するにつれて、スマートフォンやタブレットを自分で所有するようになり、それらの使用時間が増えていきます。

たいていは、うつむいて液晶画面をのぞき込んでいます。その姿勢はとても褒《ほ》められたものではありません。

こうしてスマートフォンなどを使う時間が長くなればなるほど、姿勢は悪くなります。


また、特に私が問題視しているのは、**小学校のイス**です。

多くの小学校で使われているイスの座面は、ツルツルでとても滑りやすいのです。

こうしたイスでは、骨盤をまっすぐに立てて座りにくくなります。ついつい、だらしなく座ってしまい、それがねこ背へとつながっていくのです。

小学校のイスがどこもこのようなものだとすると、事態は深刻です。これからますます姿勢の悪い子どもたちが増えることが予想できるからです。

姿勢の悪いお子さんに、親がいくら注意しても治りません。それは、私の治療院に相談に見えた親御さんたちが、口を揃えて訴えることです。

一般に、ねこ背治しは「教育」や「しつけ」と思われています。

その要素はたしかにあるものの、ねこ背治しを教育やしつけとして行うためには、重大な欠陥があります。

それは、**子どもも親自身も、ねこ背をどうやって治すかを知らない**ことです。それどころか、正しい姿勢がどういうものかすら、わかっていません。

これでは、ねこ背が治せるはずがないでしょう。


私が本書で提案している正しい基本姿勢と、ねこ背の治し方は、そのまま小学生や中学生のお子さんにも使うことができます。

ただし、大人と子どもにおいて、ねこ背の治し方には若干違いがあることもお伝えしておきます。

それは、**子どものねこ背を治すには、親の力が不可欠**だということです。

大人は「姿勢を整えなきゃ！」「ストレッチしよう」と意識することができます。でも、子どもはそうもいきません。大人は理性が働きますが、子どもは野性で生きているからです。

つまり、子どもは自分にとって楽な状態で生活をしようとするのです。

子どものねこ背を治すために、大きく分けて2つのポイントがあります。

1つ目は**「一緒にやってあげること」**。ストレッチなどをやるときは、ぜひ子どもと一緒にやってあげましょう。

そしてもう1つは、**「ねこ背にならない環境づくり」**です。例えば背中が曲がらないようにイスの高さを調節するとか、普段使っているものをねこ背にならないものに整えていくことです。

詳しくは、拙著『10秒で治る！　子どものねこ背のばし』（かんき出版）を参考にしていただければと思います。

ねこ背を治すことで身長が伸びるケースがあるとお話ししましたが、子どもの場合、ねこ背が治ると、身長が伸びるケースが少なくありません。

お子さんのねこ背に悩んでいる方は、ぜひ本書のストレッチをお子さんと一緒に実践してみてください。

ねこ背が治ると人生が変わる！

私の治療院を訪れた、ある女子高生の話を紹介しましょう。
彼女は、首の痛みと自律神経失調症を訴えて来院しました。肩こりがひどく、首も痛い、朝起きられないというのです。

彼女の抱えている問題は、私にはすぐにわかりました。身長が172㎝あり、目立つのです。かなりのねこ背でした。

聞いてみると、やはり「背が高くて、目立つのが嫌だ」とのこと。目立ちたくないために、いつも背中を丸めて、ねこ背になっていたのです。

いろいろな点で自信をなくしているように見える彼女の精神状態は、ねこ背という外見に如実に反映されているように私には思えました。

首の痛みと自律神経失調症は、明らかにねこ背による頸椎《けいつい》のゆがみからきていました。つまり、ねこ背を治して頸椎の状態をよくしないと、症状はよくなりません。

彼女のようなケースでは、ねこ背を治すストレッチだけでなく、同時にメンタルケアが必要です。

こうした事態に対応するために、私はカウンセリングも学んできました。

現状、背が高いことが、彼女のコンプレックスとなっています。こうしたマイナス思考が、彼女の行動自体を蝕《むしば》んでいました。普段のふるまいや考え方、生き方が、肩こり、首痛、倦《けん》怠感《たいかん》といった症状をより強めていたのです。

しかし、背が高くてよく目立つのは、けっして恥ずかしいことではありません。そもそも、172㎝という身長を変えることはできません。

彼女には、背すじを伸ばして、笑って生きられるようになってほしいと思いました。

カウンセリングを通じて、彼女の心のこわばりを解きほぐしながら、同時に、ねこ背治しのストレッチも続けています。

そして今、その成果が上がりつつあるところです。

施術中に言葉数が増え、彼女は笑顔を見せることが多くなりました。ねこ背がよくなり、彼女の背すじがピンと伸びてくれれば、彼女自身の気持ちや考え方もさらに大きく変わっていくに違いありません。

ねこ背を治すことで、体の調子がよくなるだけではありません。さらに**思考や生き方さえも、変えていける可能性がある**のです。

「自分に自信がない」「自分が嫌いだ」「楽しいことがなにもない」

そんなことばかり考えて、ねこ背になっている人に、私は「もう自分を責めるのはやめましょう」という言葉を贈りたいと思います。

これからは、自分の体が喜ぶことをやっていきましょう。ねこ背を治し、背すじを伸ばし、うつむいていた顔を上げて、息をいっぱいに吸ってください。

姿勢を変え、考え方を変えていくと、その過程で新たな気づきがあり、新しい自分に巡り合える可能性もあるのです。

第3章

「ねこ背解消ストレッチ」のやり方

骨盤の傾きは簡単にチェックできる

最初に、骨盤の傾きをチェックしましょう。

第1章でも簡単にご紹介したとおり、チェックするポイントは1点。

お尻が出っ張っているか、引っ込んでいるか。これだけです。


一般的に、ハイヒールをはく女性には、骨盤前傾が多く見られます。

一方、高齢者に多いのが骨盤後傾です。高齢になると、筋肉が弱ってきます。特にお尻の筋力が落ちると、その影響を大きく受けて、骨盤が後傾しやすくなります。


骨盤が前に倒れている（前傾している）人は、お尻が出っ張っています。後ろに倒れている（後傾している）人は、お尻が引っ込んでいます。

鏡の前に立って、真横から見てみましょう。ぴったりと体にフィットするズボンをはいた状態で見ると、判別しやすいはずです。

ズボンを脱ぎ着するときにズボンがお尻に引っかかる人は、骨盤前傾です。

一方、**鏡で見たときに「お尻がない」という印象の人は、骨盤後傾**です。

ほかにも、骨盤前傾の人の特徴はいくつかあります。

「太ももの前側の筋肉が硬い」「おなかが出っ張る」「腰が反る」「内股、もしくは内股気味」などがあります。

一方、骨盤後傾の人の特徴は、「太ももの裏側の筋肉が硬い」「腰が丸い」「ひざが曲がって伸びきらない」「がに股、もしくはがに股気味」などがあります。

以下に、まとめておきましょう（◎は必須、○は必ず伴うわけではないが、その傾向が目立つもの）。

骨盤前傾の人

◎鏡で見ると、お尻が出っ張っている（ズボンの着脱時にお尻が引っかかる）
◎太ももの前側の筋肉が硬い、もしくは前側の筋肉が盛り上がっている
◎腰が反る
○おなかが出っ張る

○内股、もしくは内股気味

骨盤後傾の人

◎鏡で見ると、お尻がないように見える
◎太ももの裏側の筋肉が硬い
◎腰が丸い
○ひざが曲がって伸びきらない
○がに股、もしくはがに股気味

鏡を見てもわかりづらい人は、ご家族や友人、同僚などに見てもらいましょう。
あるいは、カメラで真横から写真を撮ってもらい、画像で確認するのもよいと思います（ストレッチ開始前の姿勢を撮っておけば、その後の変化を追うこともできます）。

なかには、鏡を見ても、写真を撮ってもらっても、自分の骨盤が前傾か後傾か、わからないという人がいるかもしれません。

そのような人は、これから紹介する**前傾を治すストレッチと、後傾を治すストレッチの両**

方を行うことをおすすめします。1回10秒ですから、両方のストレッチをやっても、それほど時間も手間もかかりません。

太ももの前面には大腿四頭筋《だいたいしとうきん》など、後面にはハムストリングスなど、重要な筋肉があります。両者をストレッチして柔軟性を高めることは、骨盤がどちらに傾いていたにせよ、骨盤の傾きを修正するのに役立つはずです。

また、骨盤がそもそもどちらにも傾いておらず、正しくまっすぐに立っている可能性もあるでしょう。

骨盤がまっすぐであるにもかかわらず、上半身だけがねこ背になるケースも、まれですがあります。

そうした人の場合、上半身のタイプ別ストレッチだけでもOKですが、「骨盤のストレッチを行わないのは不安」という人は併用してもかまいません。

骨盤を整えるストレッチは、骨盤がまっすぐ立っている人にとっても、その状態をキープするのに役立ちます。

骨盤前傾の人の
チェックポイント例

鏡で見ると
お尻が出っ張っている

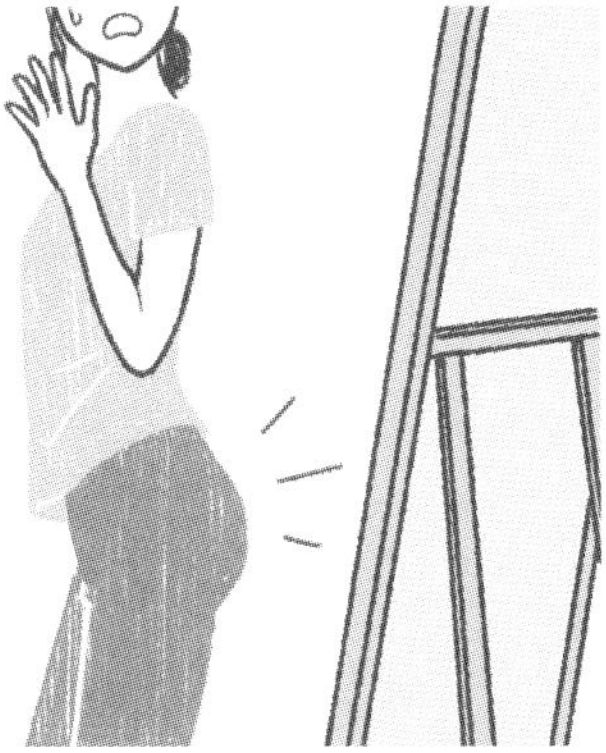

太ももの前側の筋肉が
盛り上がっている

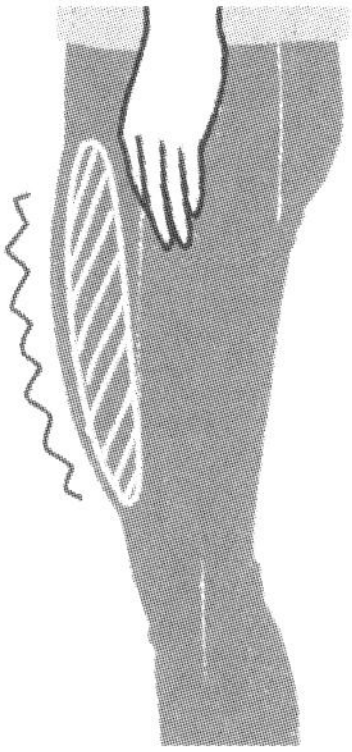

腰が反っている/
おなかが出っ張っている

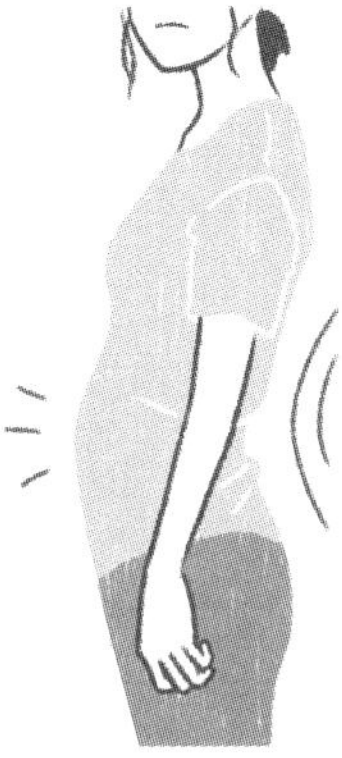

内股、もしくは
内股気味

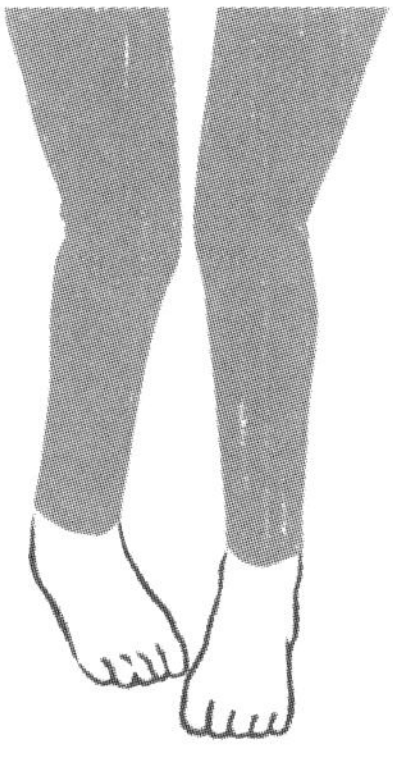

骨盤後傾の人の
チェックポイント例

鏡で見ると
お尻がないように見える

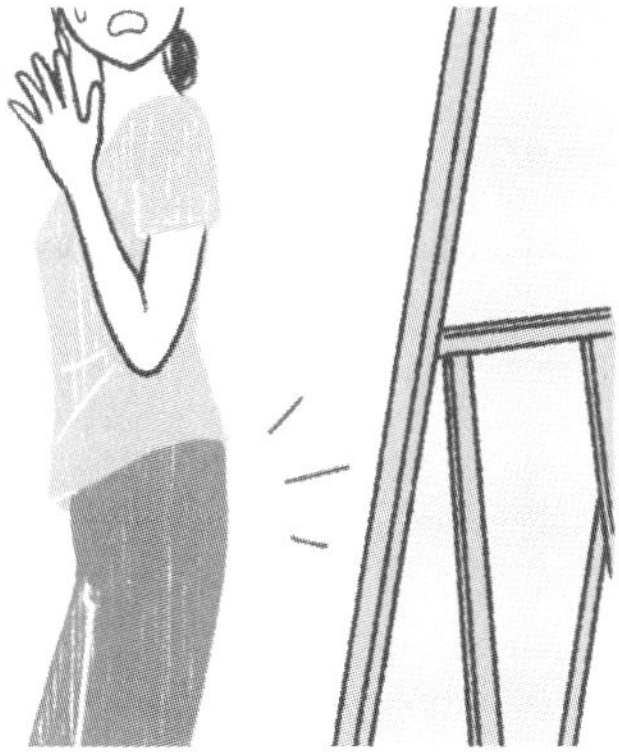

太ももの
裏側の筋肉が硬い

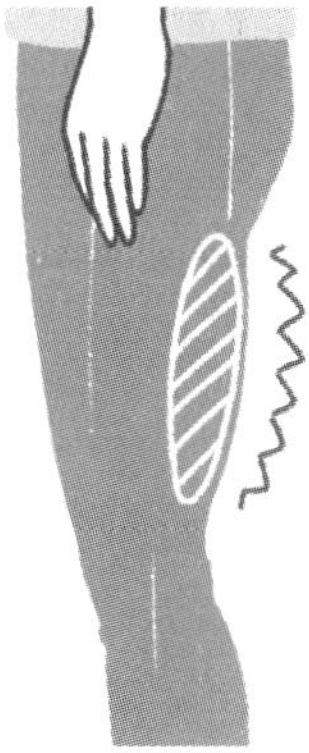

ひざが曲がって
伸びきらない

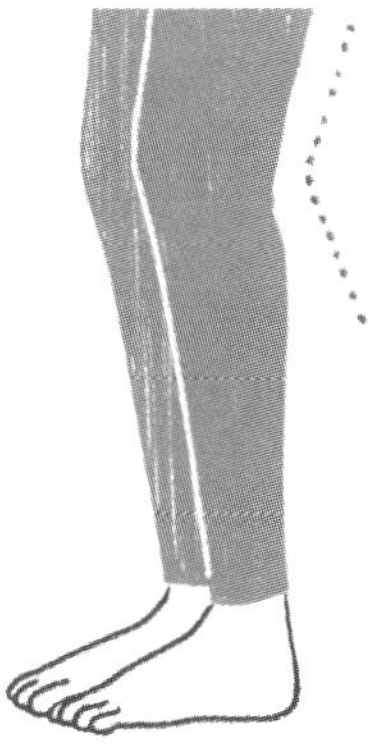

がに股、
もしくはがに股気味

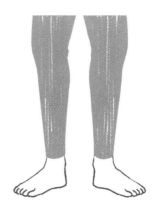

骨盤を整えるには太ももと股関節がカギ

いよいよ、骨盤を整えるストレッチをご紹介します。

まず、骨盤前傾の人におすすめなのが、**「太もも前面伸ばし」**です。

骨盤前傾の場合、太ももの前や横の筋肉（大腿四頭筋など）がこわばって縮んでいます。おなかの深部の筋肉では、背骨から大腿骨のつけ根についている筋肉（大腰筋《だいようきん》など）も、同様にこわばって縮むのです。

つまり、前傾した骨盤をまっすぐ立てるためには、太ももの前側の太い筋肉のこわばりをほぐす必要があります。よく伸ばして、柔軟性を回復させましょう。

また、股関節周辺も硬くなっていますから、縮んでいる大腰筋も含めて、股関節周辺の筋肉群をよく伸ばす必要があります。

そのためのストレッチが**「股関節前面伸ばし」**です。

【「太もも前面伸ばし」のやり方】

1 立った姿勢から、左足の甲を左手で持つ。

2 ふくらはぎが太ももの裏につく程度まで後ろに引き上げて、10秒キープする（高齢者は転倒防止のために壁や机につかまって行う）。

＊反対側も同様に行う。

【「股関節前面伸ばし」のやり方】

1 左ひざを床につき、右足は前方に出してひざを曲げ、右ひざの上に両手のひらを重ねて乗せる。

2 腰を落として体重を前方にかけ、左足の股関節前面の筋肉を伸ばして10秒キープする。

＊反対側も同様に行う。

「骨盤前傾」を治すストレッチ①

太もも前面伸ばし

1

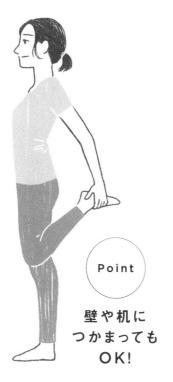

Point

壁や机に
つかまっても
OK!

2

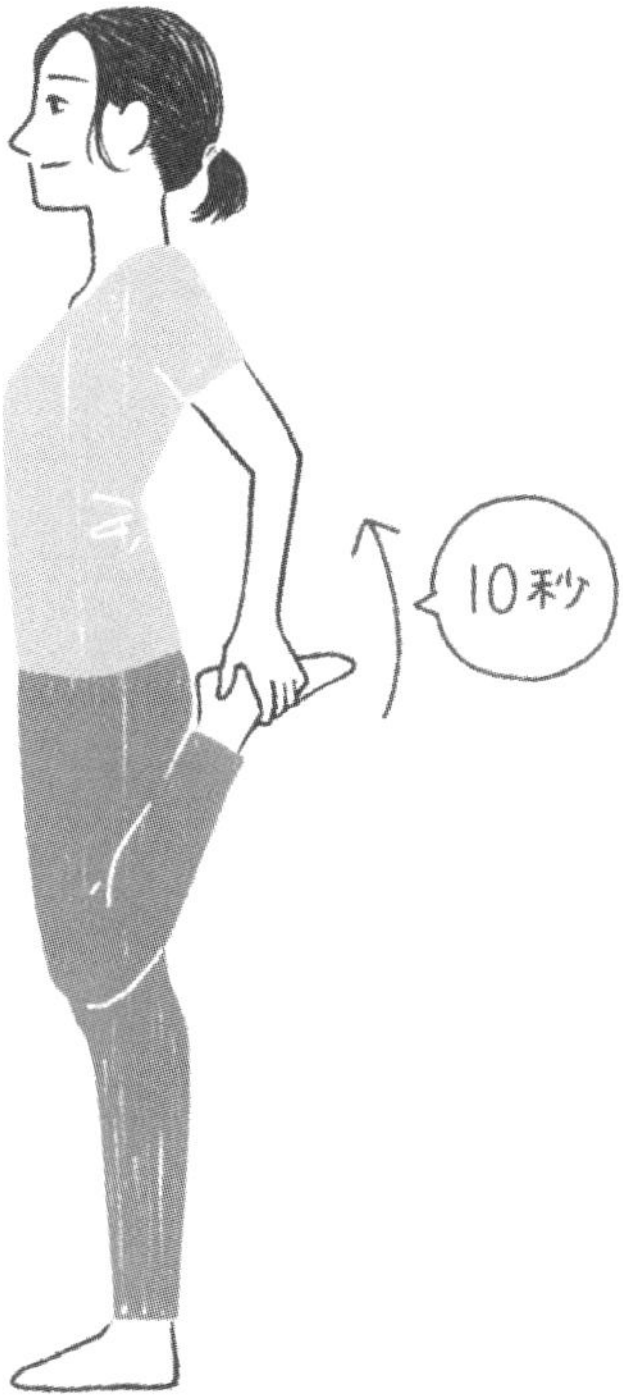

①立った姿勢から、左足の甲を左手で持つ

②ふくらはぎが太ももの裏につく程度まで後ろに引き上げて10秒キープする（反対側も同様に行う）

「骨盤前傾」を治すストレッチ②

股関節前面伸ばし

1

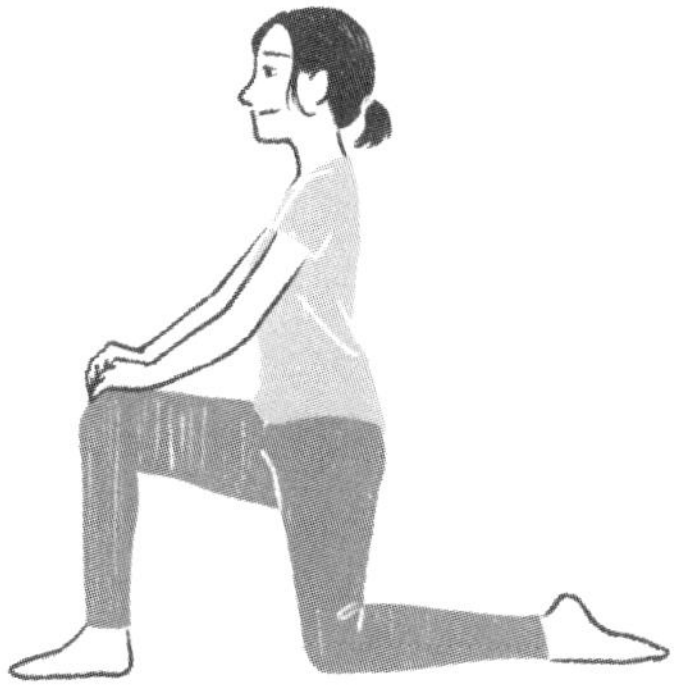

①左ひざを床につき、右足は前方に出してひざを曲げ、右ひざの上に両手を重ねる

2

②体重を前方にかけて10秒キープする（反対側も同様に行う）

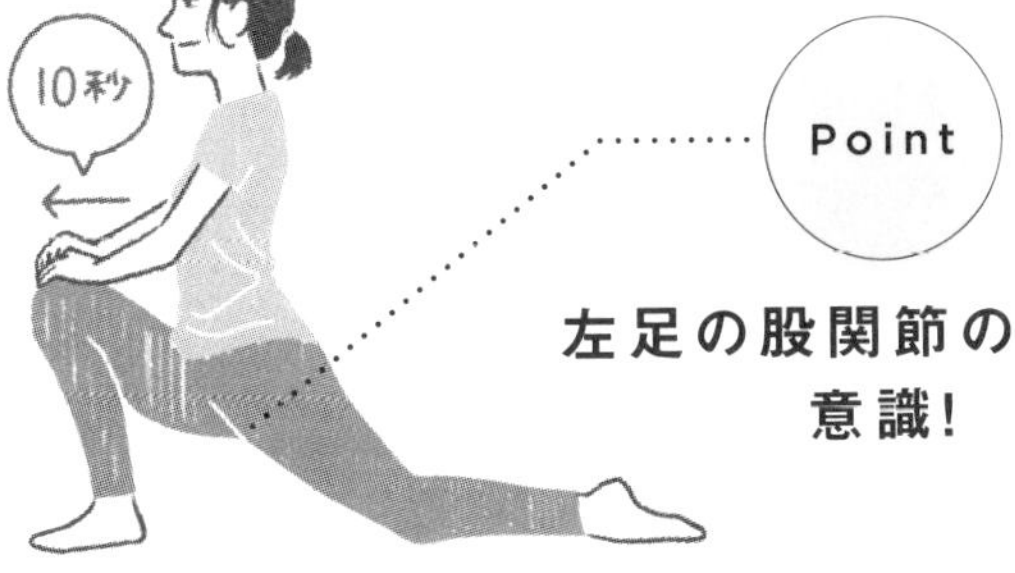

左足の股関節の伸びを意識！

次に、骨盤後傾の場合です。

骨盤が後ろに倒れると、股関節は前にズレます。お尻の筋肉（大臀筋《だいでんきん》など）や太ももの裏側の筋肉（ハムストリングスなど）は、こわばって縮みます。

一方、太もも前面の筋肉はゆるみます。そして、腹部前面のいわゆる「腹筋」として知られる腹直筋が張って縮みます。

つまり、骨盤が後傾している人は、こわばったお尻や太もも裏面の筋肉をほぐさないと、骨盤後傾はよくなりません。

そこで、おすすめしたいのが**「太もも後面伸ばし」**と**「お尻持ち上げ」**です。

【「太もも後面伸ばし」のやり方】

1 **イスに浅く腰かけて、左足を前に伸ばす。**

2 **左ひざの上に両手を重ねて、前屈したまま10秒キープする。太もも裏側の筋肉が伸びるのを感じながら行う。**

＊反対側も同様に行う。

【「お尻持ち上げ」のやり方】

1 肩幅より少し足を狭めて立った姿勢から、前かがみになり両手をひざ裏に回す。

2 ひざを抱えた姿勢のまま、お尻をできるだけ持ち上げる。太ももの裏側に張りを感じるあたりまで持ち上げたところで10秒キープする。

「骨盤後傾」を治すストレッチ①

太もも後面伸ばし

1

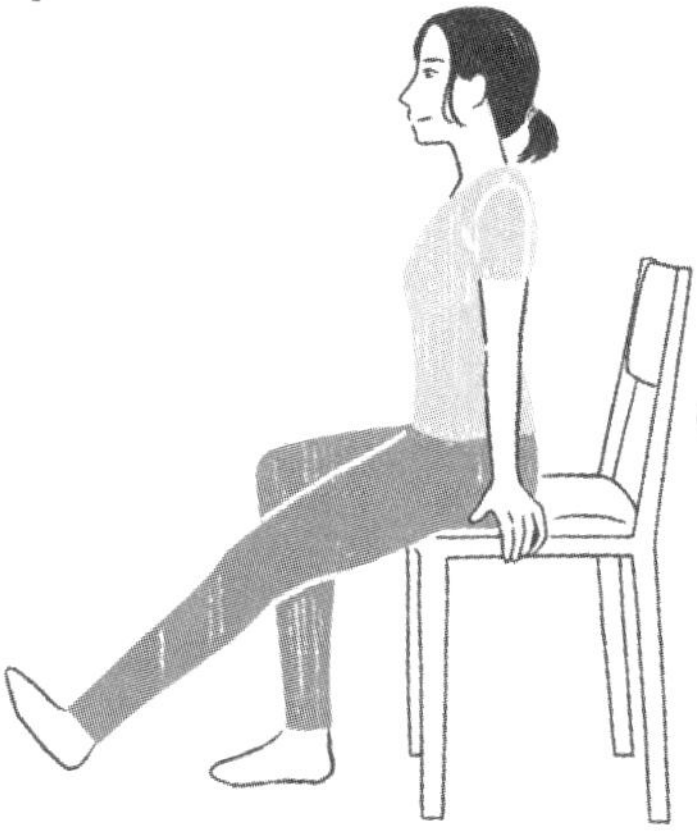

①イスに浅く腰かけて、左足を前に伸ばす

2

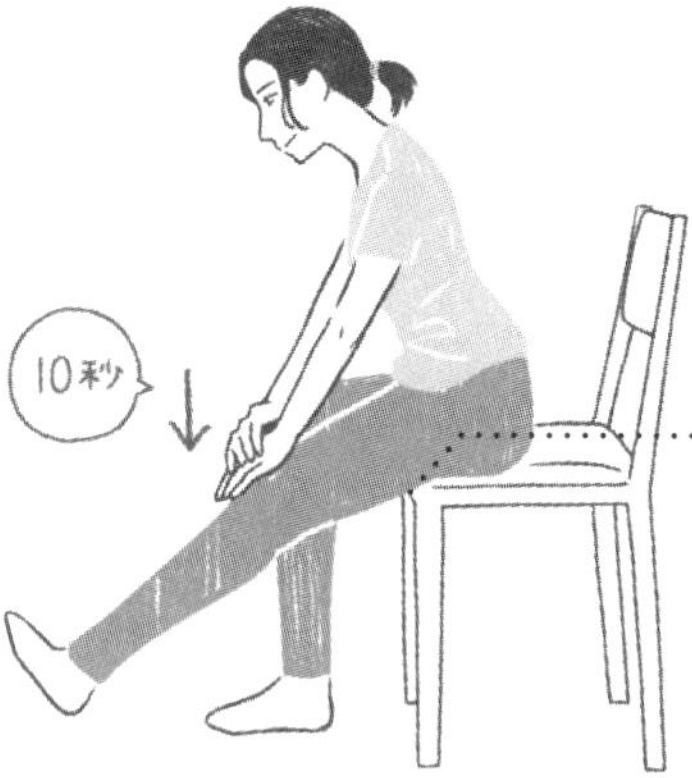

②左ひざの上に両手を重ねて、前屈したまま10秒キープする
(反対側も同様に行う)

Point

太ももの裏側の筋肉が伸びるのを意識!

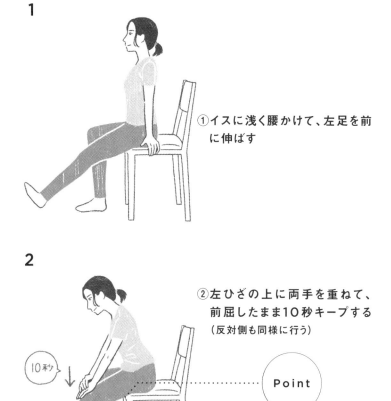

「骨盤後傾」を治すストレッチ②

お尻持ち上げ

1

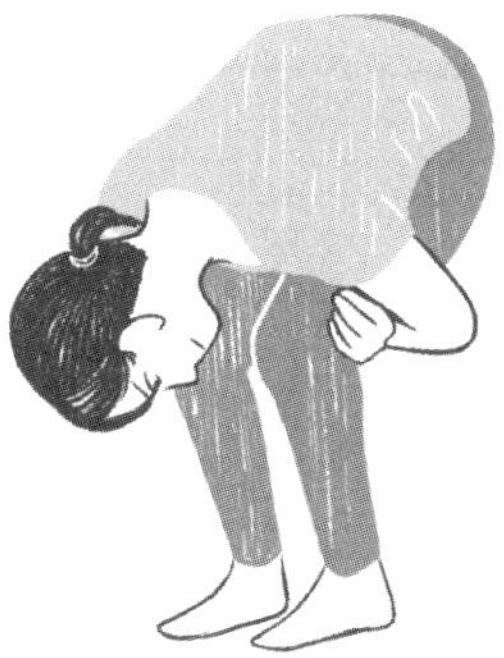

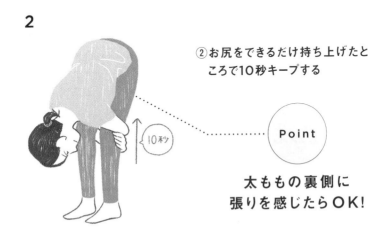

①立った姿勢から、前かがみになり両手をひざ裏に回す

2

②お尻をできるだけ持ち上げたところで10秒キープする

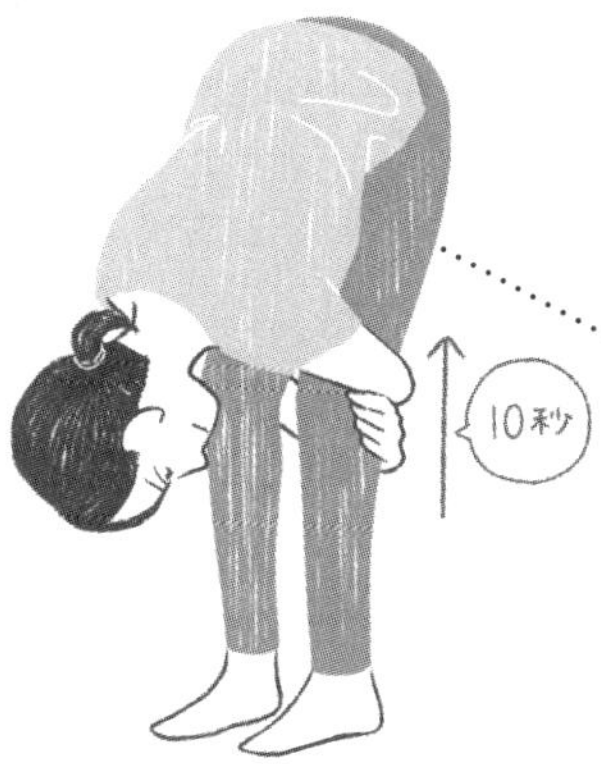

Point

太ももの裏側に張りを感じたらOK!

ねこ背には4つのタイプがある

骨盤が前傾したり、後傾したりすることで土台が傾けば、その土台に乗っている上半身にも影響が現れます。

例えば、骨盤が前に倒れると、正常な状態では前にやや反っていた腰椎《ようつい》（腰の骨）部分の反りがもっと強くなり、反り腰になります。すると、通常よりもよけいに反っている腰椎のバランスを取り戻すために、顔が前に出てくることが多いのです。

あるいは、骨盤が後ろに倒れると、背中全体が丸くなったり、肩が前に出てきたりします（ただし骨盤後傾でも、顔が前に出てくるケースもあります）。

ねこ背のタイプは、４つに分類することができます。

それでは次に、各タイプの解説と、おすすめのストレッチをご紹介しましょう。

ねこ背は
4つのタイプに分けられる

円背型ねこ背

背中が全体的に
丸まっているタイプ

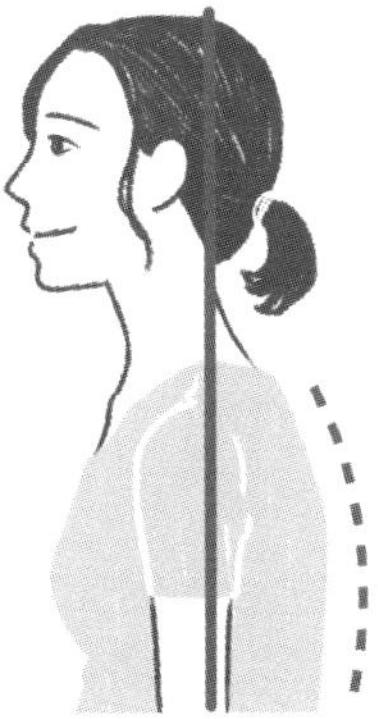

前肩型ねこ背

肩が前方に
出ているタイプ

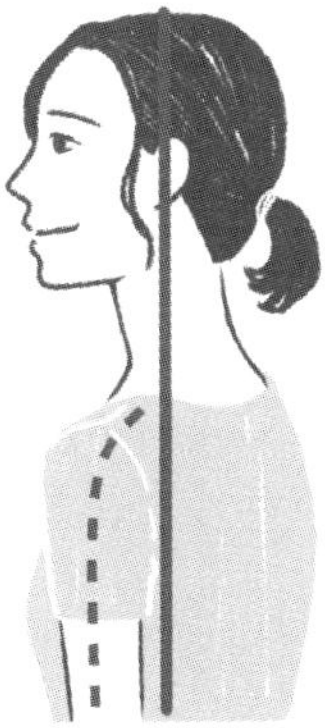

顔出し型ねこ背

顔が前方に
出ているタイプ

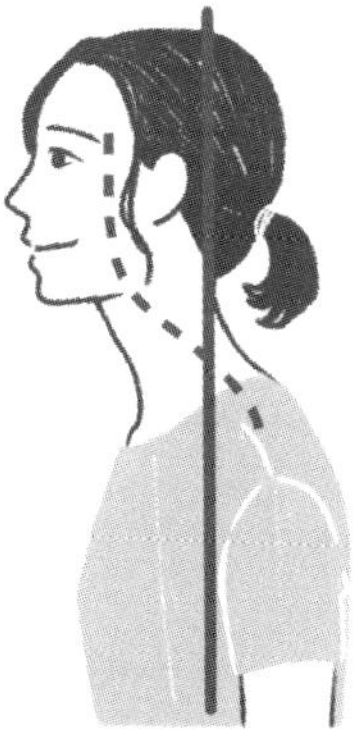

首なし型ねこ背

首が見えづらくなっている
タイプ

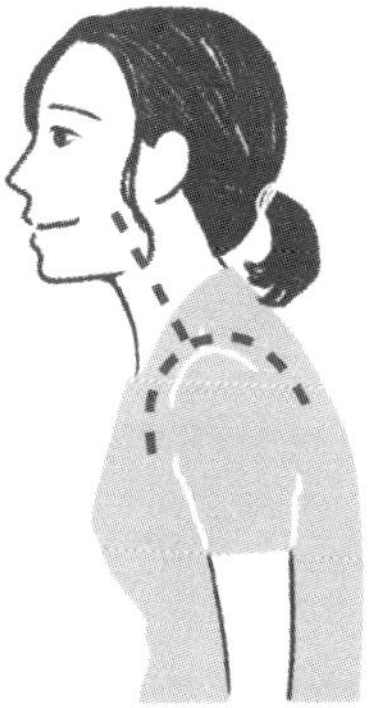

タイプ別おすすめストレッチ

①円背型ねこ背

読んで字のごとく、**「背中が全体的に丸くなっている」タイプ**です。

このタイプには、背中の中央部から丸くなる人と、胸椎《きょうつい》（胸の骨）の上部付近で急激に丸くなる人がいます。

円背型の人は、肩甲骨《けんこうこつ》を寄せる動きを取り入れても、なかなか効果が上がりません。

このタイプは、脊椎《せきつい》を構成する１つひとつの骨である椎骨《ついこつ》の動きが悪くなっている傾向があります。しかも、その状態で〝形状記憶〟されているために、脊椎が丸まったままの状態で固まっているのです。

この動きの悪くなった脊椎に有効に働きかけることができるストレッチが、**「胸骨持ち上げ」**です。

「円背型ねこ背」を治す ストレッチ

胸骨持ち上げ

動きが悪くなっている
1つひとつの椎骨に有効に働きかける

1

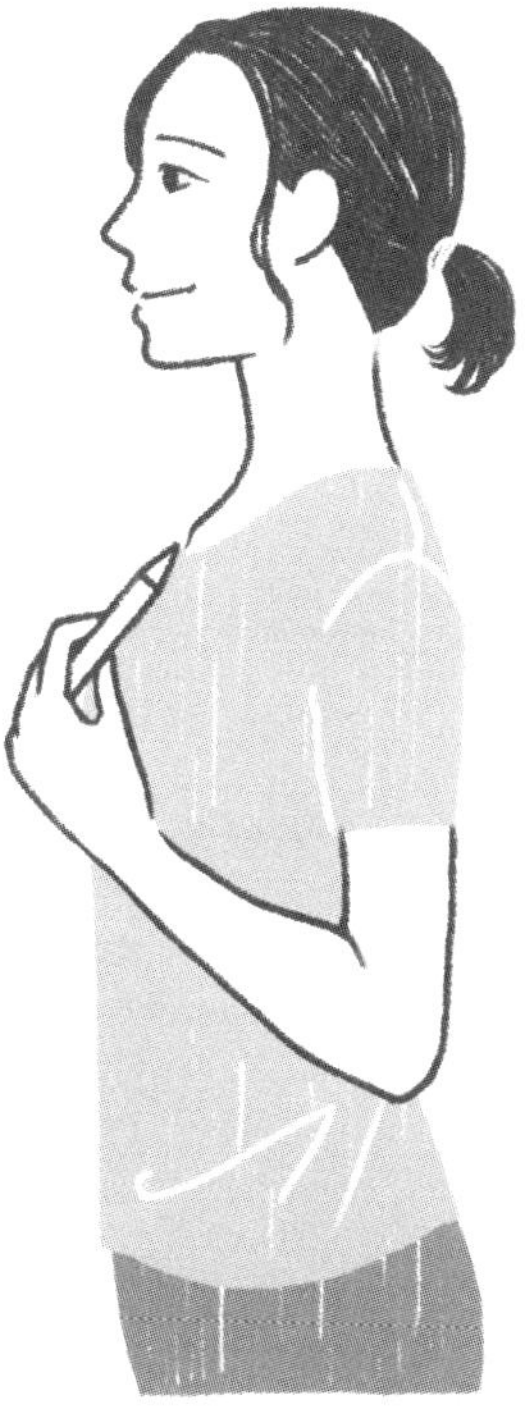

2

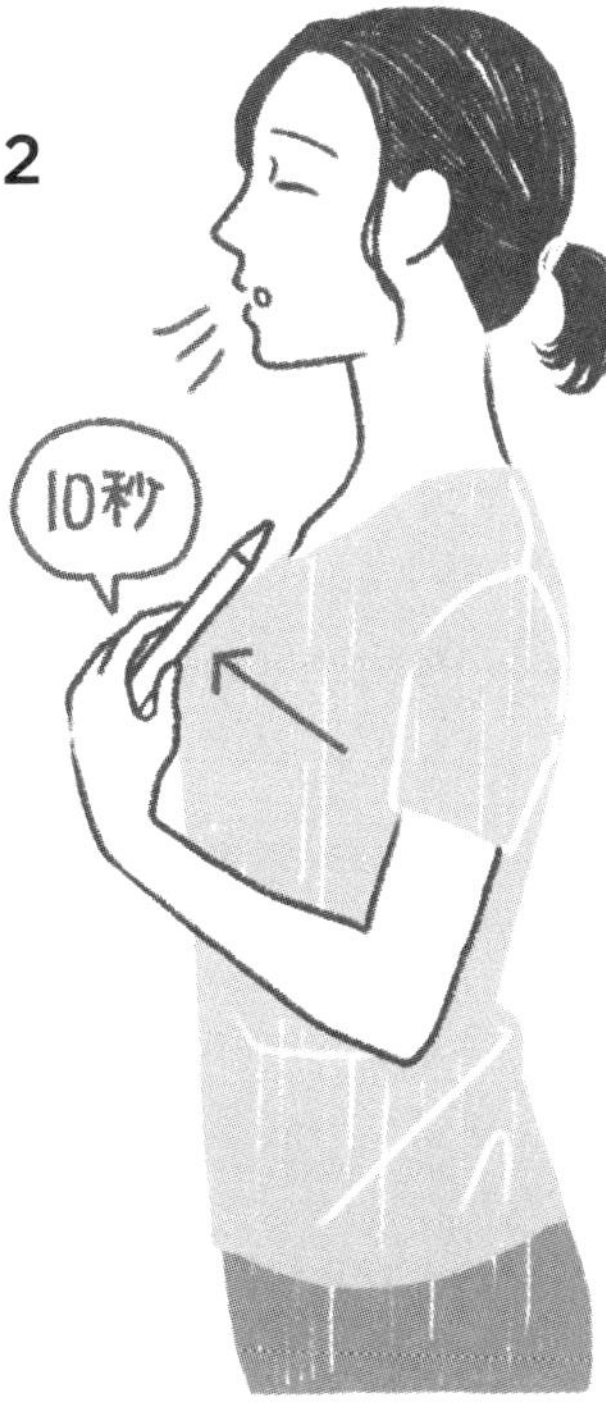

①胸の中央にペンや割りばしなどを縦に置き、片方の手で押さえる

②息を深く吸う。このとき、ペンが胸と一緒に上がるように胸を広げる。吸い切ったところで10秒キープした後、ゆっくり息を吐く

【「胸骨持ち上げ」のやり方】

1　胸の中央にペンや割りばしなどを縦に置き、片方の手で押さえる。

2　息を深く吸う。このとき、ペンが胸と一緒に上がるように胸を広げる。吸いきったところで10秒キープした後、ゆっくり息を吐く。

②前肩型ねこ背

横から見たときに、肩が前に出ているタイプです。

前肩型の人は、肩関節の可動域が狭くなっており、腕が上がりません。野球や水泳など肩を使うスポーツをやっている人の場合、肩を痛めやすい傾向があります。

このタイプにおすすめのストレッチが**「肩回し」**です。

これは、その名のとおり、肩を回す運動です。肩の可動域を広げる効果もあります。

【「肩回し」のやり方】

1　両肩を後ろに回す。その際、できるだけ大きな円を描くつもりで10秒かけてゆっくり1回回す。肩甲骨も同時に動かすことを心がける。

2　できるだけ後ろまで肩を回し、最後は力を抜いて両方の肩をストンと落とす。

「前肩型ねこ背」を治す ストレッチ

肩回し

可動域が狭くなった肩関節を
有効に動かす

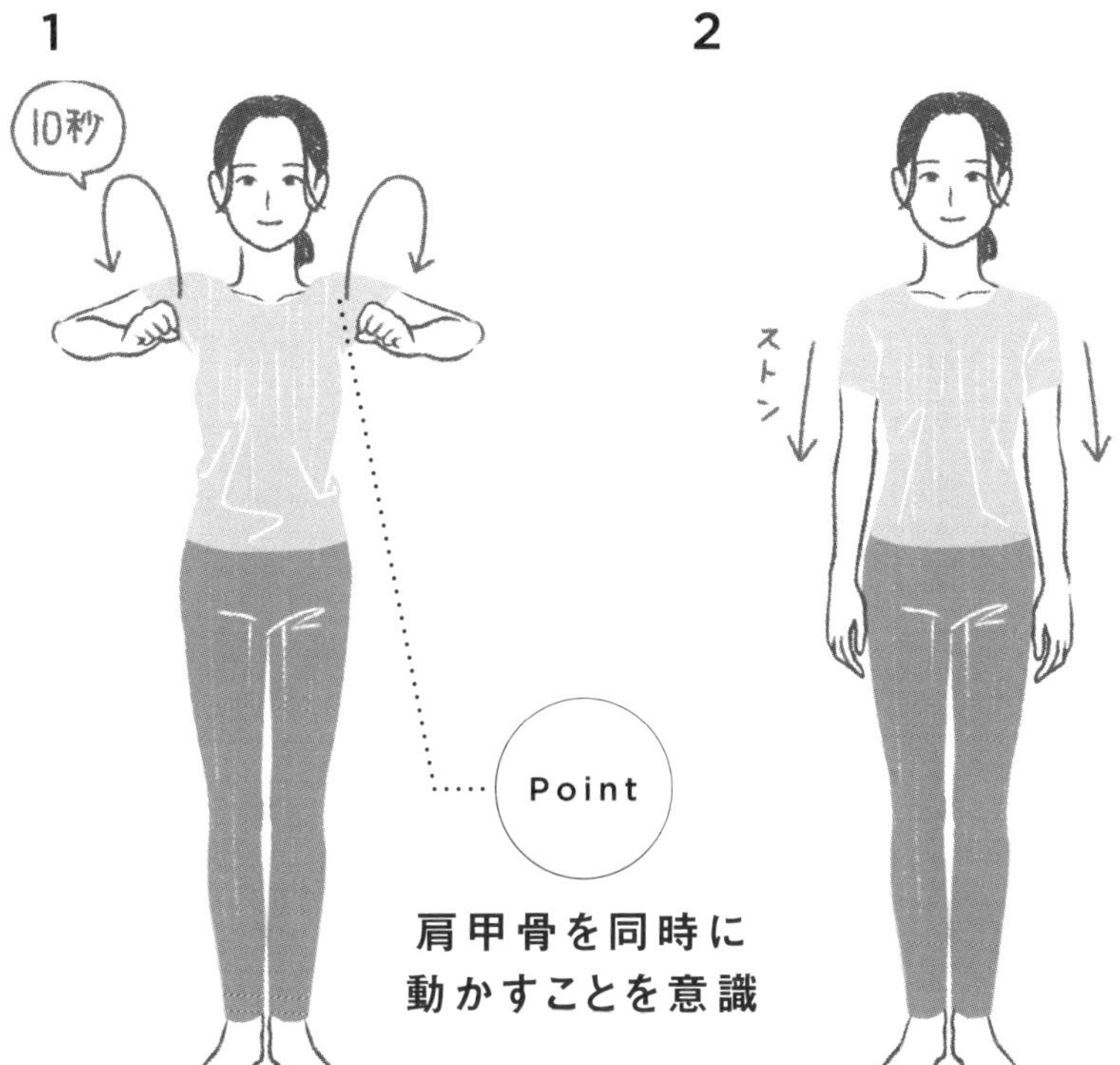

①両肩を後ろに回す。その際、できるだけ大きな円を描くつもりで10秒かけてゆっくり1回回す

②できるだけ後ろまで肩を回し、最後は力を抜いて両方の肩をストンと落とす

③顔出し型ねこ背

横から見たときに、体と比べて、顔が前に出ているタイプです。頸椎《けいつい》が前方に傾いているのです。

顔出し型の人は、頸椎がまっすぐになる**「ストレートネック」**になっているケースが多いです。この頸椎の異常によって、慢性の肩こりや頭痛に悩まされている人も少なくありません。

このタイプにおすすめのストレッチが**「顔引っ込め」**です。

これは、もともと顔が出ている人に、本来の頭の正しいポジションを教える運動です。

【「顔引っ込め」のやり方】

1 思いきり前に顔を突き出す。

2 ゆっくり10秒かけて、正しい位置へと戻す。突き出した顔を戻していき、胸の上に乗せるようなイメージで行うとよい。

「顔出し型ねこ背」を治すストレッチ

顔引っ込め

前方に傾いた頸椎を
正しいポジションに戻す

1

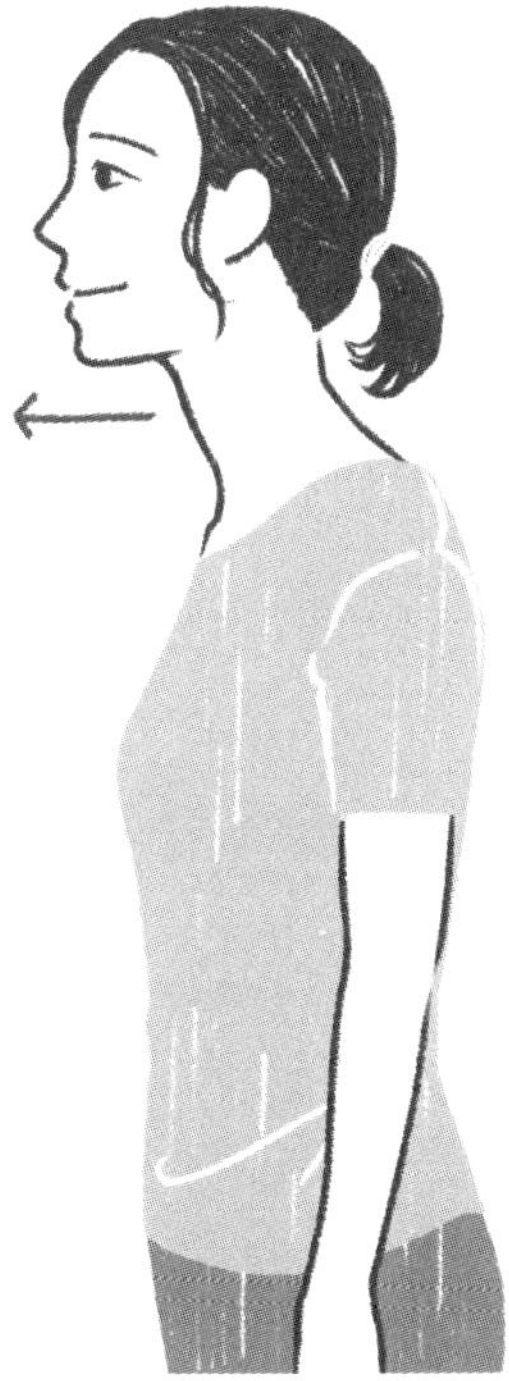

2

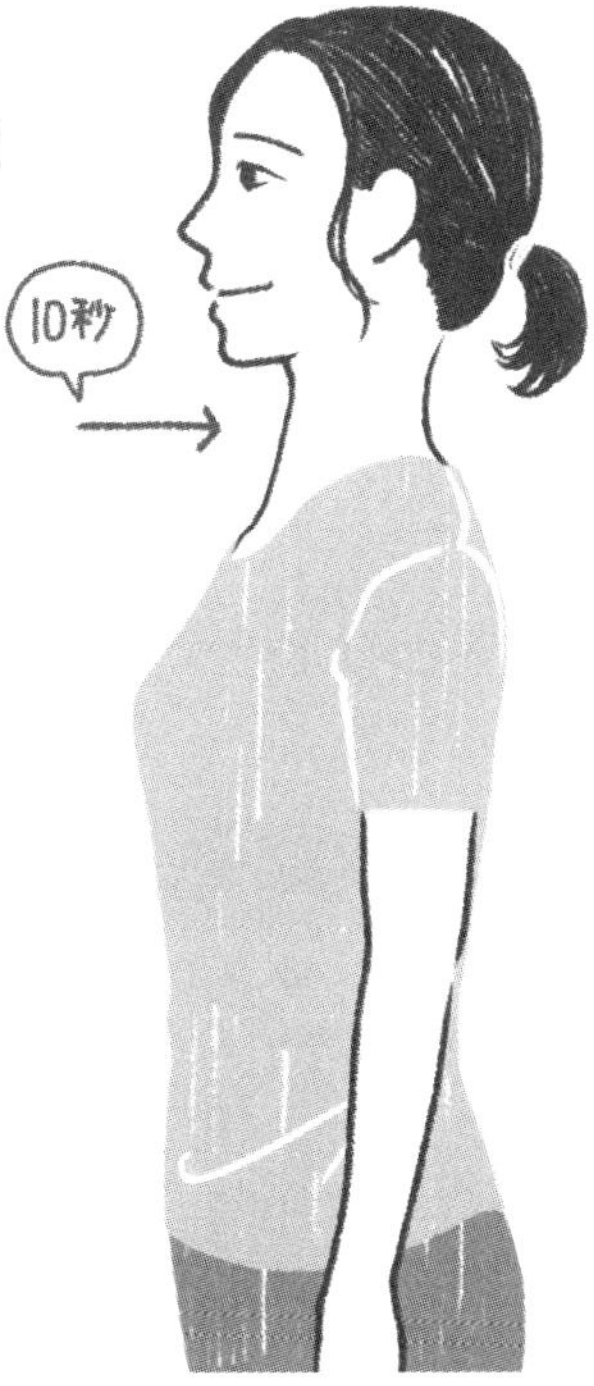

①思いきり前に顔を突き出す

②ゆっくり10秒かけて、正しい位置へと戻す。突き出した顔を戻していき、胸の上に乗せるようなイメージで行う

④首なし型ねこ背

円背型、前肩型、顔出し型の3つの特徴を合わせ持つタイプです。4つの中では、最も重症です。

肩の大きな筋肉（僧帽筋《そうぼうきん》）が首にかぶさって、首がなくなったように見えます。

ねこ背になると、頸椎が「ストレートネック」になるか、頸椎がさらに反る「反り首」になることがあります。

この首なし型でも、ストレートネックになる人と、反り首になる人がいますが、**「首なし型で反り首になる人」が最もリスクが高い**と考えています。

反り首の人は、首が反りすぎて、しびれに悩まされる人も少なくありませんし、近い将来に頸椎症を発症する可能性も高くなります。

首なし型の人は、ほかのタイプの人と比べて、なかなか治りにくいのは事実です。

前述した胸骨持ち上げ、肩回し、顔引っ込めの3つのセルフケアを毎日根気よく行うことをおすすめします。

また、なかには「円背型と前肩型」「円背型と顔出し型」といったように、2つのタイプの特徴を合わせ持つ人もいます。

私自身は、前肩型と顔出し型を兼ねたタイプでした。

このように2つのタイプを兼ねたねこ背の人は、それぞれの該当するタイプ別ストレッチを併用するようにしてください。

ストレッチに関する5つのポイント

ここまで紹介してきたストレッチを行うにあたり、ポイントを5つお伝えしておきます。

①1日最低1回は行う

ストレッチは、1日最低1回は行いましょう。もしも時間に余裕があるなら、1日に何度やってもかまいません。

ただし1回のストレッチは、**10秒間じっくり時間をかけて**、集中して行ってください。

②「骨盤のストレッチ」と「ねこ背のタイプ別ストレッチ」を併用する

骨盤のストレッチ（84ページ〜）とねこ背のタイプ別ストレッチ（94ページ〜）は、どちらを先にやってもかまいません。また、バラバラにやっても問題ありません。

ただし、それぞれのストレッチは、**必ず毎日1回**は続けましょう。

③いつやってもよいが朝昼晩など時間を決めて行う

朝昼晩や、就寝前や起床時など、行う時間帯をある程度決めて行うほうが続けやすいでしょう。

仕事でパソコン作業などをしている人は、休憩時間に行うのもおすすめです。

④鏡で背中をチェックする

ストレッチ後に鏡を見てください。

最もわかりやすいのは、背中のラインです。丸くなっていたねこ背がスッと伸びてきたら、ストレッチが効いている証拠です。

ほかにも、ストレッチを続けているうちに体の変化に気づくことがあります。

特に骨盤を整えるストレッチでは、太ももの表と裏の大きな筋肉をストレッチします。すると、それらの筋肉の柔軟性が高まり、足が軽くなってくるでしょう。

さらに、ねこ背によって生じていた、さまざまな不定愁訴もよくなっていきます。

肩こり、首こり、頭痛、ひざ痛などが楽になってきたら、それもねこ背の改善がもたらした副産物と考えてよいでしょう。

⑤転倒に注意しながら行う

激しい運動ではありませんので、妊娠中の女性や高齢者も続けられます。ただし、くれぐれも転倒には注意してください。

以上の5つのポイントを意識してストレッチを行ってみてください。ぜひ継続して習慣化できるようにしていきましょう。

第4章

あなたが気づかずに
やっている、
10個の「ねこ背習慣」

日常に潜む「ねこ背習慣」を見直そう

「はじめに」で、「ねこ背は生活習慣病」とお伝えしました。

近年ＩＴ化が進み、オフィスだけでなく学校教育でもパソコンやタブレット利用するようになりました。また、90％以上の方がスマートフォンを持っている時代です。

こういったデジタルデバイスを用いる生活習慣が、ねこ背を生み出しています。

また大人だけでなく小学生、そして幼児までもがスマートフォンやタブレットを使う時代になりました。

「家事をしている間に子どもにＹｏｕＴｕｂｅ動画を見せておく」という家庭も少なくないように思います。

機器を使っているときの姿勢が悪いことを自覚していながら利用していることもあれば、気づかずに習慣化されていることも少なくありません。

それ以外にも、日常生活において「こういうときに姿勢が悪くなりやすい」という場面がいくつかあります。

また、そのときの精神状態が影響する場面もあります。

ただ、生活習慣病がよい生活習慣で改善するように、自分の「ねこ背習慣」に気づき、よい姿勢習慣に置き換えることができれば、姿勢はよくなっていきます。

ストレッチを習慣化することも大事ですが、よい姿勢になることを阻害する日々の生活に目を向けることも大切なのです。

この章では、日常でよくある10個の「ねこ背習慣」に着目してご紹介します。ご自身に当てはまるものがないか、チェックしながら読んでみてください。

ねこ背習慣 1

スマホやタブレットの長時間使用

スマートフォンやタブレット、ゲーム機の長時間使用は、現代社会におけるねこ背の一大要因となっています。

この習慣は、気づかぬうちに首と肩を前に傾け、視線を下向きに保つことで、ねこ背を深刻化させています。

特にスマートフォンの普及により、私たちの生活は大きく変わりました。

私たちは、通勤中、休憩時間、自宅でのリラックスタイムなど、日常のあらゆるシーンでスマホを使っています。

これらのデバイスは、私たちの生活を便利にしてくれる一方で、健康に悪影響を及ぼすことが少なくありません。

スマートフォンやタブレットを長時間使用する際、多くの人が無意識に**前かがみの姿勢**をとります。

この姿勢は首と肩に負担をかけます。時間が経つにつれて筋肉を硬化させ、ねこ背を促進します。

さらに、**デバイスの画面に集中することで、正しい姿勢を保つことへの意識が薄れがちになります**。

例えば、電車内や待合室でスマホを見ている人々の多くは、ねこ背のような姿勢になっていることが多いです。これは、首を前に伸ばし、下向きの視線を保つことにより、背骨が自然と丸まるためです。

また、**デバイスの使用位置**も、姿勢に大きな影響を与えています。

例えば、デバイスをひざの上や低い位置に置くと、視線をより下向きにしなければならず、首への負担が増します。

逆にいえば、デバイスを目線の高さ近くに置くことで首への負担は軽減します。ところが、たいていの人は便利さや環境の制約から、不適切な位置でデバイスを使用してしまうことが多いのです。

このような姿勢は、首や肩の筋肉に過剰なストレスを与え、結果として肩こりや頭痛の原因となり得ます。

長期間にわたるねこ背の習慣は、筋肉の短縮や硬化を引き起こし、ねこ背姿勢が体に定着してしまうこともあります。

首の前傾は、首の筋肉や椎間板《ついかんばん》に不必要な圧力を加え、長期的な健康問題を引き起こす可能性があります。

これは、海外では**「テキストネック（text neck）」**としても知られており、特に若年層に多く見られる現代病の1つとされています。

ねこ背を防ぐためには、まず自分の姿勢に意識を向けることが重要です。

長時間デバイスを使用する際は、正しい座り姿勢と正しいデバイスの位置を保つことを心掛け、定期的に休憩をとって体を動かすことが推奨されます。

また、**デスクやテーブルの上にデバイスを置き、椅子に座って使用する**ことも、ねこ背の防止に役立ちます。

ほかに、**筋肉の柔軟性を保つ**ことも重要です。

ストレッチや軽い運動を日常的に取り入れることで、筋肉の硬直を防ぎ、より健康な姿勢を維持することができます。

例えば、首や肩のストレッチを定期的に行うことで筋肉の柔軟性が高まり、ねこ背のリスクを減らすことが可能になります。

ねこ背習慣 2

パソコン作業中の不適切な座り方

現代の職場環境や自宅でのパソコン作業は、不適切な座り方によってねこ背を引き起こす一大要因となっています。

今、この問題はますます深刻化しています。

不適切な座り方は、背骨と首への負担を増加させ、長期的にはねこ背やその他の姿勢に関連する健康問題を引き起こす可能性があります。

一般的によく見られる不適切な座り方として、大きく分けて2つのことが挙げられます。

まずはイスの手前に腰掛けて背もたれに寄りかかり、いかにも腰で座っている状態になる「腰座り」が挙げられます。背中の下部は後ろに傾き、背中の上部から首にかけて前に傾くこの座り方は、姿勢不良の典型例です。

たしかにこの座り方をすると、腰痛の方にとっては腰が伸びて楽なのですが、ねこ背は一気に進行します。

また、イスの手前にちょこんと座り、背もたれを使用せず背中を丸めている方もいらっしゃいます。特に背もたれがないハイチェアなどでこの状態になっている方をよく見かけます。この状態では筋肉のバランスがくずれ、ねこ背の原因となります。

さらに、イスとデスクの高さのバランスが悪いと、問題はさらに悪化します。

例えば、デスクが高すぎると、肩を持ち上げて作業をしなければならず、肩こりや首の痛みを引き起こす原因となります。

逆にデスクが低すぎると、前かがみの姿勢をとることになり、これもねこ背の形成に寄与します。

不適切な座り方によるねこ背を防ぐためには、正しい座り方を心がけることが重要です。

まずは、**椅子に深く腰掛け、背もたれをしっかり使う**ことが大切です。背もたれは、背中をサポートし、自然な背骨のカーブを維持するのに役立ちます。

また、**足は床にしっかりとつけ、ひざは直角に保つ**ことが望ましいです。この姿勢は、腰への圧力を減らし、背骨への負担を軽減します。

定期的な休憩も非常に重要です。

長時間同じ姿勢でいると、筋肉が固まり、痛みや不快感の原因となります。作業の合間に少し歩いたり、ストレッチを行ったりすることで、筋肉の緊張を解放し、血流を改善することができます。

また、短い休憩は集中力を回復させ、生産性を高める効果もあります。

仕事の間に数分間立ち上がって伸びをする、または簡単なストレッチを行うことで、姿勢のバランスを整え、ねこ背を防ぐことができます。

さらに、作業環境の改善も効果的です。

適切なイスとデスクの高さは、腕がリラックスした状態でキーボードに届き、モニターが目線の高さにあることが理想です。人間工学に基づいたイスやデスクを使用することでも、自然な姿勢を保ちやすくなります。

作業に没頭していると、気づかぬうちに姿勢がくずれがちですが、定期的に自分の姿勢をチェックすることで、ねこ背のリスクを減らすことができます。

ねこ背習慣 3

テレビ視聴時のだらしない座り方

リラックスタイムにおけるテレビ視聴は、日常生活において重要な役割を果たしますが、同時に不適切な座り方がねこ背を引き起こす要因となることも多いです。

例えば、テレビを見るときにソファに深く腰掛けすぎると、腰が前に曲がり、背中が丸まる姿勢になります。この姿勢は、背骨に対して不自然な圧力をかけ、背筋を弱めます。また、ソファの柔らかさが体を包み込むことで、筋肉がリラックスしすぎて、正しい姿勢を保つための筋力が低下することもあります。

ソファに深く腰掛けることは、短時間であれば問題ないかもしれませんが、長時間続けると、ねこ背の原因となり得ます。

また、寝転がってテレビを見る習慣も、ねこ背を助長する可能性があります。

この姿勢では、頭を手や枕で支えながら画面を見上げることが多く、首と背中に不自然な圧力がかかります。特にこの姿勢は首への負担が大きく、長時間続けると首の筋肉が緊張し、ねこ背や首の問題を引き起こす原因となることがあります。

テレビ視聴時の姿勢を改善するために、次のような点を意識しましょう。

ソファに座る際は、背もたれを利用して背中を支え、背すじを伸ばすように意識しましょう。腰をソファの奥まで深く入れ、背もたれと腰の間にクッションを挟むことでも、腰部分をサポートし、自然な背骨のカーブを保つことができます。

このようにして、リラックスしながらも、適切な姿勢を維持することが大切です。

寝転がっての視聴は、可能であれば避けるか、時間を短くするようにしてください。どうしても寝転がって見たい場合は、首や背中に負担がかからないように、適切なクッションや枕を使用し、姿勢に注意することが重要です。

また、**長時間同じ姿勢でテレビを見続けることを避け、定期的に立ち上がってストレッチをする**などして、体を動かすことも忘れずに行いましょう。

ほかに、テレビを見る環境そのものを見直すことが効果的です。

テレビの高さや位置を調整し、**座っている位置から視線がまっすぐテレビ画面に向くようにする**ことで、首や背中への負担を減らすことができます。

テレビの位置が高すぎると、頭を上げて視聴することになり、首への負担が増えます。逆に、低すぎると下を向いて視聴することになり、これもまた首や背中に負担をかける原因となります。

テレビの位置を適切に設定することで、リラックスしながらも健康的な姿勢で視聴することが可能になります。

また、テレビ視聴中も意識的に姿勢を正す習慣をつけることが大切です。

たとえリラックスしているときでも、時折自分の姿勢を確認し、必要に応じて調整することが推奨されます。

これにより、長時間のテレビ視聴がもたらすねこ背のリスクを軽減することができます。

ねこ背習慣 4

悪い姿勢での食事習慣

食事は日々の生活でくり返される活動であり、その際の姿勢がねこ背の形成に大きく寄与することがあります。

特に、食べ方と食事の場所（テーブルとイス）の設定は、直接的な影響を与えます。

食事をする際、多くの人が無意識のうちに、食べ物に顔を近づけるために前かがみの姿勢をとります。特に、ラーメンやうどんなどの麺類や、ハンバーガーやサンドイッチなどのこぼれやすい食べ物は、背中をかがめる傾向が強くなりがちです。

この前かがみの姿勢は、首と肩に負担をかけ、長期間にわたると背骨の自然なカーブを損なうことになります。

食事中は背すじを伸ばし、**顔を食べ物のほうに傾けるのではなく、食べ物を口元まで持ってくるように心がける**ことが重要です。

また、食事をする際のテーブルとイスの高さも、食事中の姿勢に大きく影響します。

テーブルが低すぎると、自然と前かがみになり、背中が丸まってしまいます。

一方で、テーブルが高すぎると、肩を持ち上げる必要があり、これもまた肩と首の緊張を引き起こします。

イスの高さも同様で、足が床にしっかりとつかない高さでは、腰への負担が増えます。

理想的なテーブルとイスの高さは、腕がリラックスした状態でテーブルに届くこと、足が床にしっかりとつき、ひざが90度になることです。

適切なテーブルとイスの高さを選ぶことでも、食事中のねこ背を防ぐことができます。

食事中の姿勢は、日常生活におけるねこ背のリスクを高める要因の1つです。毎日の食事習慣が、健康的な姿勢を支える重要な機会となることを意識しましょう。

ねこ背習慣 5

運転中や交通機関利用時の姿勢

長時間の運転や交通機関を利用するときの姿勢は、日常生活においてねこ背を引き起こす要因の1つです。

長時間車を運転したり、電車やバスに座って通勤している人も多いと思いますが、これらの状況では、狭い空間で同じ姿勢が長時間続くため、ねこ背やその他の姿勢に関連する健康問題を引き起こす可能性があります。

多くの運転席は、長時間の快適性よりも操作性を重視して設計されているため、背中が丸まりやすくなります。運転中の座り方が前傾姿勢になると、腰から背中にかけての自然なカーブが失われ、背骨に不自然な圧力がかかります。

これは、長時間続くとねこ背を助長し、背中や首の痛みの原因となり得ます。

また、背もたれを大きく後ろに倒した状態で運転される方もいますが、これもねこ背を引き起こします。上体は後ろに倒れますが、前を見るために顔だけが出てしまうのが理由です。

シートの高さもねこ背を作り出す要因となります。

シートが高すぎると覗き込むような姿勢になり、反対に低すぎると見上げながら運転することになります。

よって1日中運転しているタクシー、トラック、バスなどのドライバーは、ねこ背になる危険性がかなり潜んでいるのです。

また交通機関を利用するときの座り方も、ねこ背のリスクを高める可能性があります。

電車やバスの座席は、しばしば背すじを伸ばして座るのが難しい形状をしています。座面の安定性がないのが理由です。

よって座る姿勢は、背もたれにもたれながら背中を丸くしているケースが多いでしょう。

ときには、電車やバスに乗っていて眠くなって寝てしまうことがあると思います。

このとき頭を前に傾けた姿勢になることが多く、これもねこ背を作り出してしまいます。

つり革につかまって立つ姿勢も、体のバランスをくずし、ねこ背を引き起こしやすくなります。

電車やバス内での不安定な立ち姿勢は、揺れに備えて安定性を保つために無意識に前かがみ気味になります。

これが長時間続くと、背中が丸まってくるのです。

長時間の運転によるねこ背を防ぐために、まず運転席では、シートの高さや背もたれの角度を調整して、背中が自然にサポートされるようにしましょう。

背もたれはシートを垂直よりやや後ろに傾斜させ、シートは座面が水平でどっしりと座れる位置に設定することが望ましいです。さらに、この姿勢の状態に合わせてステアリングやミラーの位置を調整して、運転中の姿勢が自然で快適になるようにしましょう。

交通機関での座り方については、可能であれば、**背もたれを使って背中を支え、足は床にしっかりとつける**ように心がけましょう。

立っている場合は、できるだけ背すじを伸ばし、足を肩幅に開いて体のバランスを保つことが大切です。

また、定期的に姿勢を変えることも重要です。長時間同じ姿勢でいると筋肉が固まり、姿勢に悪影響を及ぼすため、**座っている場合はときどき立ち上がる、立っている場合は座席が空いたら座るなど、姿勢を変える**ことを心がけましょう。

休憩中や、すき間時間に軽いストレッチを行うことでも、筋肉の緊張を和らげ、血流を改善し、体のバランスを整えることができます。

特に、この本で紹介したストレッチは、ねこ背の予防に効果的です。ぜひ取り入れてみてください。

ねこ背習慣6

重いバッグの持ち運び方

日常生活において、バッグやカバンを片側だけで持ち運ぶ習慣は、一見些細《ささい》なことのように思われがちですが、実はねこ背を引き起こす大きな要因の1つです。

重いバッグを常に片方の肩にかけていたり、片手で持ち続けたりすることは、体のバランスをくずし、姿勢の悪化につながります。

この習慣が続くと、体は重さを支えるために自然と傾き、長期的に見て背骨の歪《ゆが》みやねこ背を引き起こす原因となります。

片側だけに重さがかかると、その側の肩が下がり、背骨に対して非対称な圧力がかかります。これにより、背中の筋肉が片側だけに過度のストレスを受けることになり、筋肉の左右のバランスがくずれます。

さらに、たいてい左右だけでなく「ねじれ」が加わります。すると、肩まわりだけでなく背中まで丸めてしまうのです。
このパターンは、ただのねこ背ではなく「ねじれを伴ったねこ背」となり、治すのも時間がかかります。この悪習慣が定着すると、肩こりや首の痛みを引き起こし、筋肉の硬直や弱化を促進してしまうのです。

また、重いバッグを持つことで、体はどうにか重心を安定させようと自然に反応します。これにより、体は無意識のうちに反対側に傾くことになり、その結果として姿勢がくずれることになります。

長時間の通勤やショッピングなどで日常的に片側に重いバッグを持ち続ける場合、その影響はより顕著になります。

このような状態が続くと、体はこの歪んだ姿勢を「正常」と認識し始め、ねこ背を含むさまざまな姿勢不良を引き起こす可能性があります。

改善のためには、まずは**バッグの重量を軽減する**ことが重要です。必要最低限のものだけを持ち歩くように意識し、不要な物は極力取り除くようにしてください。

また、**バックパックを使用して両肩で重さを分散させる**ことも、ねこ背防止に役立ちます。

バックパックは、重量を均等に分散し、背中と肩への負担を軽減するため、重い荷物を持ち運ぶ際には特におすすめです。

もし、片側だけで重いバッグを持つ場合は、定期的に持ち手を替えるようにしてください。これにより、片方の肩や背中に過度な負担がかかるのを防ぐことができます。バッグのストラップを調整し、バッグが体に密着するようにすることでも、肩へのストレスを軽減することができます。これにより、バッグが不安定に動くことを防ぎ、体のバランスを保ちやすくなります。

ねこ背習慣 7

ストレスや不安による体の緊張

ストレスや不安は、身体に多大な影響を及ぼす要因であり、特に姿勢に関しては、ねこ背の形成に大きく寄与します。

東日本大震災の翌日、私の整骨院に治療を受けに来た患者さんの背中の筋肉は、今までに触れたことがないほどに硬直していました。これは、極度のストレスと不安が、筋肉の緊張という形で現れた典型的な例です。

ストレスや不安が高まると、人間の体は無意識に防御的な姿勢をとります。多くの場合、肩をすくめたり、背中を丸めたりすることで、体を守ろうとします。

この反応により、特に首や肩、背中の筋肉が緊張し、これが長期間にわたって続くと、ねこ背を引き起こす原因となります。

硬直した筋肉は、背骨の自然なカーブを失わせ、姿勢のくずれを引き起こします。

ストレスや不安によるねこ背を防ぐためには、まずストレスの原因を理解し、それに対処することが重要です。**ストレス管理にはリラクゼーション技術、マインドフルネス、軽い運動、趣味や興味の追求などが効果的**です。これらの活動は心を落ち着かせ、筋肉の緊張を和らげます。

深い呼吸もまた、ストレスや不安を軽減するのに有効な手段です。深い腹式呼吸は、身体のリラクゼーションを促進し、筋肉の緊張を和らげます。特に、胸郭《きょうかく》の動きが改善されると、背中の筋肉の緊張も和らぎ、ねこ背の形成を防ぐことができます。

定期的なストレッチやマッサージも、ストレスや不安による筋肉の硬直を緩和するためには効果的です。特に、首、肩、背中を重点的にストレッチすることで、ねこ背の予防につながります。ヨガやピラティスなどのエクササイズも体の柔軟性を高め、筋肉の緊張を解放し、ねこ背を防ぐのに役立ちます。

さらに、心理的なサポートを求めることも、重要な手段の1つです。

カウンセリングや心理療法を受けることで、ストレスや不安の原因を理解し、それに対処することが可能になります。プロフェッショナルなサポートによって、健康な身体と心を維持することができます。


東日本大震災の翌日に私が経験した出来事は、日常生活におけるストレスや不安がいかに身体に影響を及ぼすかを明確に示しています。

不安やストレスによる筋肉の硬直は、ねこ背の形成に大きな影響を与えます。

そのため定期的に体を動かしたり、心のケアを行ってストレスや不安を軽減することが重要です。

ねこ背習慣 8

家事や趣味での不適切な姿勢

家事や趣味活動のなかにも、時にねこ背の原因となる不適切な姿勢があります。それぞれ悪い姿勢の事例と、それがどうねこ背につながるのかを見ていきましょう。

家事での悪い姿勢の事例

1 **皿洗いをする**……シンクに対し前かがみになると背中が丸まり、ねこ背につながる。

2 **掃除機を使用する**……掃除機をかける際の前かがみの姿勢は腰に負担がかかり、ねこ背の原因となる。

3 **料理をする**……調理中に前かがみの姿勢をとることで長時間背中が丸まり、ねこ背を引き起こす。

4 **窓拭き**……高い位置の窓を拭く際に無理な背伸び姿勢をとったり、反対に下のほうを拭くときに前かがみになる姿勢は、背中の筋肉に負担がかかり、ねこ背につながる。

趣味での悪い姿勢の事例

1 **読書をする**……前かがみの姿勢で本を読むことで、首と背中への負担が増え、ねこ背を引き起こす。

2 **パソコンゲームをする**……前かがみの姿勢で長時間の画面注視をすることで、背中と首の筋肉に負担をかける。

3 **絵を描く・ものを作る**……前かがみの姿勢で作業をすることで、背中が丸まりねこ背を促進する。

4 **楽器を演奏する**……楽器を演奏する際の不適切な姿勢は、肩や背中への不均等な負担を生じさせる。

5 **園芸をする**……前かがみの姿勢をとることで、腰と背中への負担が増え、ねこ背の原因となる。

このように、家事や趣味をするときの姿勢は、くり返されることで背骨を支える筋肉に負担をかけ、結果的にねこ背を引き起こすリスクを高めます。各活動を行う際は、39ページや43ページで紹介したように骨盤を立てることを意識しましょう。

ねこ背習慣 9

妊娠中の姿勢

妊娠中の女性は、体の前部に重量が集中するため、背中に過剰な負担をかけることになります。この姿勢は姿勢の悪化を招く可能性があります。

妊娠中の女性は、胎児の重みにより自然と前方に重心が移動します。すると、骨盤の前傾が強くなります。

このため、両手でお腹を持ち上げるかのように背中を丸めたり、逆に重心を後ろにずらして骨盤でお腹を持ち上げようとしたり（スウェイバック姿勢）、どうにかしてバランスをとろうとします。

また、そうすることで、意識的・無意識的に関わらず体への負担を減らそうとするのです。

ただその結果、ねこ背を引き起こしやすくなるのです。

対処法としては、体の変化に合わせた姿勢の調整が必要になります。

お腹の筋肉が伸びて腹筋の力を使いづらいので、**まず骨盤を立てることを意識する**ことが大切です。

また、筋肉に負担をかけないために、長時間同じ姿勢を続けないことも大切です。

特に立ち姿勢は負担がかかるので、**イスに座ることを心がけたり、イスの背もたれも背中が丸くなりづらいものを利用する**とよいでしょう。

ある程度、腰や背中、肩の筋肉に負担がかかることは承知のうえで、体の変化に応じた姿勢の調整を意識し、適切な体重管理とエクササイズを行うことが、ねこ背予防につながります。

ねこ背習慣 10

日常の立ち姿勢や歩き方

日常生活における立ち姿勢や歩き方は、ねこ背を引き起こす重要な要因です。不適切な姿勢や歩き方は、体のアラインメント（整列具合）をくずし、長期的にはねこ背を促進します。

特に、長時間立っている職業や、歩行が多い生活を送っている人は、注意が必要です。

立ち姿勢においては、重心の位置が重要です。前に体重をかけると、骨盤が前傾しやすく、後ろに体重をかけると、骨盤が後傾しやすくなります。また、ひざを伸ばしすぎたり、背中を丸めたりする立ち姿勢も、背骨に悪影響を及ぼします。

また、片足に体重をかけて立つ姿勢もよく見られます。このような非対称な立ち方は、腰や背中への負担を不均等にし、筋肉のバランスがくずれるため、ねこ背の原因となることがあります。

立つときは、**足の中央にしっかり重心をかける**ことが大切です。

歩き方においても、姿勢は重要です。

例えば、頭を下げて歩く、肩をすくめて歩く、または背中を丸めて歩くことは、ねこ背を促進します。このような歩き方は、身体の前面の筋肉を短縮し、背面の筋肉を過度に伸ばすことになり、背骨の自然なカーブを損なう可能性があります。

これらの歩き方でよくみられるのが、小股で歩いているケースが多いことです。

小股で歩くと骨盤が前や後ろに傾きやすくなります。姿勢をよくするために、**普段より3㎝でもいいのでストライドを伸ばす**ように心がけてください。

同時に、頭は上げ、肩はリラックスする意識を持ってください。これにより、背骨が自然な位置を維持し、筋肉のバランスが保たれます。

さらに、運動やストレッチも、立ち姿勢や歩き方の改善に役立ちます。

特に、第3章でお伝えした骨盤の前傾・後傾を治すストレッチ（84ページ〜）は、立ち姿勢だけでなく歩き方まで改善する効果があります。

コラム

ねこ背を治した患者さんたちの体験

日々の生活のなかで、私たちの体はさまざまな影響を受けます。特にねこ背は、日常のさまざまな習慣から生じることが多いのですが、その影響は単に姿勢の問題に留まらず、健康全体に及ぶことがあります。ここでは、ねこ背とその治療を通じて体と心の変化を経験した人々の実際の体験を紹介します。

ケース 1

正座できないほどのひざ痛が改善！ O脚もよくなった！

小原美子さん（68歳・女性）は、長年にわたるひざの痛みと変形性膝関節症（ひざ関節の軟骨《なんこつ》がすり減ったり、骨の変形が生じたりする病気)、さらに進行するねこ背に悩まされていました。

彼女のねこ背は、骨盤の後傾と顔が前に出ている「顔出し型」でした。整体院での治療と自宅で「太もも後面伸ばし」や「顔引っ込め」などのストレッチを継続することで、彼女は徐々に姿勢の改善を実感しました。

驚くべきことに、ねこ背の改善に伴って彼女のひざ痛は軽減され、O脚も改善されたのです。

これは、体全体のバランスが回復することで、別の身体的不調も軽減されるよい例です。

ケース2 身長が1・7cm伸びて運動能力アップ! 肩こりも解消!

大村加奈子さん(32歳・女性)は「骨盤後傾」で「顔出し型」のねこ背でした。彼女の場合、長年のねこ背が彼女の運動能力に影響を及ぼしていました。

治療を受けた後、自宅でもセルフケアとして「太もも後面伸ばし」を継続してもらったところ、社会人になってからも続けているソフトバレーボールにおける彼女のパフォーマンスが、ねこ背の改善に伴って大きく向上しました。

ねこ背解消ストレッチにより全身の骨格が整えられた結果、お尻にある大臀筋《だいでんきん》などの大きな筋肉が有効に使えるようになったことで、運動能力が高まったと考えられます。

さらに、ねこ背の改善とともになんと身長が1・7㎝も伸びたのです。

肩こりや胃の不調も軽減され、ねこ背の改善が全身の健康に及ぼすポジティブな影響が明らかになりました。

ケース3
ねこ背が治って自信たっぷりの姿に！家族もびっくり！

久保田明さん（23歳・男性）は、友人の指摘をきっかけに自分のねこ背に気づき、以来ねこ背に悩んでいました。彼のねこ背はちょっと珍しいケースで、骨盤はまっすぐ立っているにもかかわらず、上半身だけがゆがんでいる状態でした。タイプとしては、「顔出し型」（円背型傾向もあり）です。

彼の場合は「胸骨持ち上げ運動」や「顔引っ込め」が効果的と判断し、治療院への通院と並行して自宅でのセルフケアを続けてもらうようにしました。

目に見えて姿勢が改善してくると、彼の自信とモチベーションは着実に高まっていき、以前にも増してセルフケアに取り組むようになりました。

家族の支援も大きな役割を果たし、最終的にはねこ背を克服しました。

ケース4

加齢によるねこ背もセルフケアでよくなる！腰痛も改善！

亀田徳蔵さん（73歳・男性）のねこ背は、相当ひどい状態でした。ねこ背の主な原因はおそらく加齢によるものと思われ、年齢を追うごとに悪化してきたとのことでした。骨盤は後傾。顔出し型、前肩型、円背型の複合タイプです。

一般的に、複数のタイプのねこ背が重なった複合型は、筋肉も骨格もねこ背仕様に固まっているケースが多く、完治には時間がかかります。亀田さんの場合、背中の丸まっている度合いがかなり強く、首もこわばり固まったままで、あお向けに寝ると、あごが上がってしまう状態でした。

それでも、施術とセルフケアを開始して3カ月弱も経つ頃には、ねこ背はかなり改善されました。固まっていた背中や首もしだいにほぐれて、骨盤を立てることができるようになった結果、長年の悩みだった腰痛も治ってきました。

諦めずに根気よくセルフケアに取り組めば、年齢は関係なく、亀田さんのように着実によくなっていきます。

ケース5 子どものねこ背対策にも有効！ 親子で取り組める！

小林翔くん（男子・12歳）は座っているときの姿勢が非常に悪いとのことで、それを気にしたお母さんに連れられて来院しました。

小学校のイスは座面が滑りやすく、たいていの場合、悪い姿勢で座るクセがついてしまうことが大きな問題です。

小林くんの骨盤は前傾。顔出し型タイプでした。骨盤が前に倒れて、太もも前面の筋肉がとても固くなっていたため、そのせいでねこ背になっていることは明らかでした。

そこで、小林くんには、股関節や太ももの前面を伸ばす「太もも前面伸ばし」をおすすめしました。

ねこ背を放置してしまうと、悪い姿勢が身についてしまうだけではなく、身長が伸びにくくなるリスクもあります。しかし、施術とセルフケアによって、小林くんのねこ背は解消されていきました。

これらの事例から、ねこ背の治療がもたらす効果は、単に姿勢の改善にとどまらず、身体的な痛みの軽減や運動能力の向上、さらには全体的な生活の質の向上につながることがわかります。

ねこ背の治療は、適切な指導と地道なセルフケアが重要です。これらを通じて、多くの人が健康的で活力ある生活を取り戻すことが可能になります。

第 **5** 章

ねこ背を遠ざける生活術Q&A

Q1

日常生活で配慮すべきこととは？

A 鏡を見る習慣をつけましょう！

皆さんにぜひ心がけてほしいのが、鏡を見る習慣をつけることです。第1章でもお話ししましたが、重要なので、ここでも取り上げておきましょう。

問題なのは、重症のねこ背の人の場合、感覚的に姿勢がよくなったと感じても、実はその感覚が正しいかどうかわからないことです。

ねこ背の人にとっての楽な姿勢というのは、「形状記憶」されている悪い姿勢です。

つまり、その形状記憶が完全に書き換えられていないうちは、**感覚的に心地よいと感じられる姿勢は、いまだ悪い姿勢である可能性が高い**のです。

そのため毎日、定期的に鏡を見て、姿勢がよくなっているかどうかチェックすることをおすすめします。

私自身、鏡の前に横向きに立って、自分の姿勢を確認することを習慣にしています。

骨盤前傾の人は、78～83ページを参考にしながら、お尻がちゃんと引っ込んでいるかどうか、骨盤後傾の人は、少しお尻を突き出した状態になっているかどうかも確認しましょう。

また、背中が全体として丸くなっていないか、肩が前に出ていないか、顔が前に出ていないかなどの上半身のチェックも忘れずに行ってください。

Q2 ねこ背になりにくいイスは？

A 「ひざ下の長さ」と「座面の高さ」が同じくらいのものを選んで

正しい姿勢の大原則は、骨盤がまっすぐに立っていることです。これは、立っているときも、座るときも変わりません。

イスに座ったとき、骨盤をまっすぐ立てるためには、**お尻の穴が真下を向くように座ることがポイント**です（41～43ページ参照）。

新しくイスを選ぶ際にも、この原則を守りやすいイスを選ぶことが肝心です。

座面の高さが、ひざ下の長さよりも高すぎたり低すぎたりすれば、骨盤をまっすぐ立てて座りにくくなります。**ひざ下の長さと座面の高さが同じくらいになるイス**を選びましょう。

なお、座面がツルツルしたイスはおすすめできません。お尻が滑るため、骨盤をまっすぐに立てて座りにくいのです。

近年、子どもたちの姿勢が悪化していますが、その悪い姿勢を誘発しているのが、おそらく小学校のイスのせいではないかと私は疑っています。

座面がツルツル滑ると、どうしてもだらしなく座りがちです。それが悪い姿勢を引き起こしているのです。

また、第4章でも触れたとおり、座面が柔らかすぎるのも考えものです。フカフカのソファで正しく座ることは非常に難しいでしょう。

ねこ背を治そうとしている人は、リラックスするために利用する場合を除いて、柔らかいソファを長時間使うことはおすすめできません。

Q3 歩き方で注意することは？

A 「大股」で歩けば自然と背すじが伸びてくる！

できるだけ大股で、よく腕を振って歩くようにしましょう。大股で踏み出し、踏み出した足のかかとから着地します。

試していただくとわかりますが、背中を丸めて大股で歩くのは難しいものです。

そのため、大股で大きく腕を振って歩くと、自然と背すじが伸びてきます。

また、股関節の硬さは、骨盤がまっすぐ立たなくなる要因の1つですが、**大股で歩くことは、股関節の柔軟性を保つためにも役立ちます。**

靴選びも重要です。

例えばハイヒールは、骨盤の前傾を引き起こす要因の1つです。

仕事などでハイヒールが必要な場合にも、通勤時だけでも歩きやすい運動靴を使用するなどの工夫をするとよいでしょう。

Q4 眠るときに気をつけることは？

A とにかく「負荷をかけない」工夫を

ねこ背の人は、朝起きたときに背中が痛むことがあります。これは、よく眠ることができていない証拠です。

そこで守ってほしい原則が、**「枕を正しく選ぶこと」「リラックスして寝ること」**です。

枕の高さは、あお向けになったときに、顔の面がベッドの面と平行になることです。これが枕の適度な高さです。

しかし、あお向けではなかなか寝づらく、横向きじゃないと寝られないという方もいらっしゃるでしょう。そういう方は横向きでもかまいません。

ポイントは、**入眠時にはまっすぐの正しい姿勢を作ること**です。寝るときは、あお向けでも横向きでも、体のラインが一直線になるようにしましょう。

ただし、うつ伏せ寝はおすすめしません。首に負担がかかりやすいからです。

また枕の素材ですが、柔らかすぎて頭が沈み込むようなものはＮＧです。低反発枕や、首を置くところにカーブがつけられているような枕もおすすめできません。

寝たときに気持ちいいこと以上に、寝返りがしやすい枕を選ぶようにしてください。

可能なら枕以外の寝具、ふとんやマットレスにも気をつかうといいでしょう。最近は寝やすいマットレスなどもたくさん出回っています。

選ぶポイントがあるとしたら、寝てみたときに気持ちいいこと、寝返りが打ちやすいことです。

よってパジャマも、「リラックスできるものを選ぶこと」がポイントになります。

寝苦しかったり、寝返りしにくかったりするパジャマはよくありません。冬でも何枚も重ね着して寝るのは避けましょう。

Q5 おすすめのストレッチはまだある？

A 3つのストレッチでさらに効果アップ

第3章でご紹介した「ねこ背解消ストレッチ」と併せて行うことで有効なストレッチが、次の3つです。

【正座】

骨盤前傾の人が対象です。すねの筋肉（前脛骨筋《ぜんけいこつきん》）を伸ばして、骨盤前傾を改善し、姿勢を整える効果が期待できます。

足首が硬くて正座がしにくい人がいますが、こうした人もねこ背になりやすい傾向があります。足首の硬さをほぐすためにも、意識的に正座を行うとよいでしょう。
◎やり方
1 **硬い床に正座をして10秒キープする。**

【アキレス腱伸ばし】
骨盤後傾の人が対象です。ふくらはぎのアキレス腱を伸ばして、骨盤後傾を改善し、立ったときの姿勢を整えます。
◎やり方
1 **立った姿勢から、左足を前方に大きく踏み出し、左ひざの上に両手を重ねる。**
2 **重心を落とし、太もも後面からアキレス腱にかけて伸ばす。伸ばしたまま10秒キープしたらもとに戻す。**
＊反対側も同様に行う。

【バンザイ】

ねこ背のタイプ別分類のうち、「前肩型」「円背型」の人が対象です。ねこ背の人はバンザイが苦手です。バンザイを行うことで、上体のクセを治すのに役立ちます。

バンザイをする際は、背中が（ねこ背と逆方向に）曲がるかどうか、腕が上がるかどうかなどをチェックしましょう。肩の可動域を広げるのにも有効です。

◎やり方

1 **壁際に立ち、壁のほうを向いて、壁に手と腕を押しつけるようにバンザイをする。**

2 **バンザイした状態で10秒キープする。**

さらに効果を上げたい人向け！
3つのストレッチ

正座

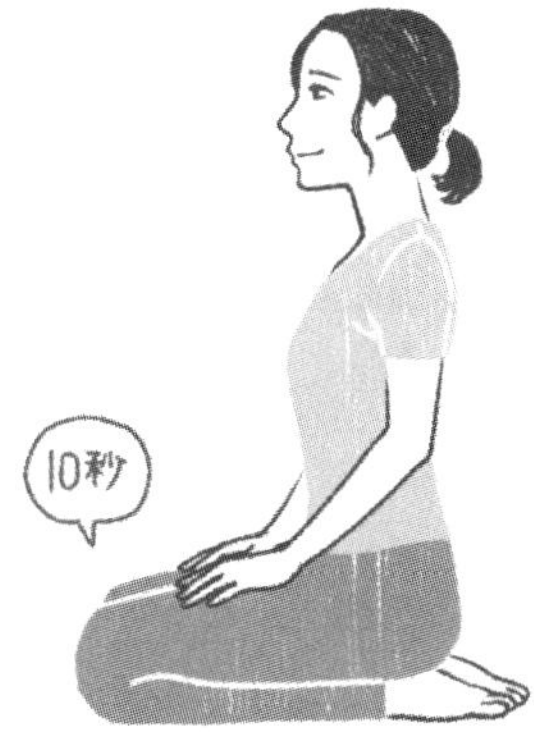

バンザイ

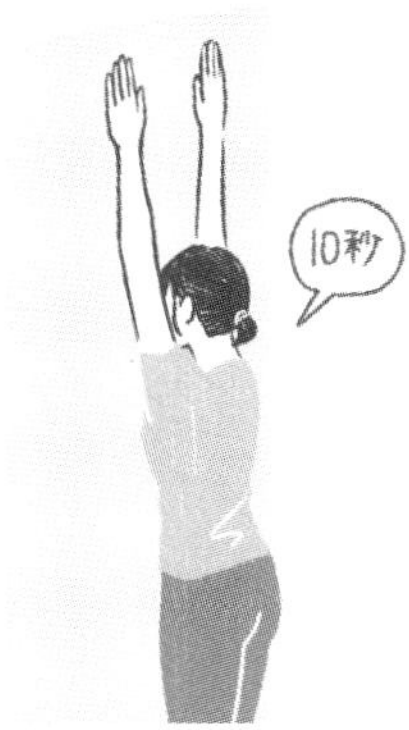

アキレス腱伸ばし

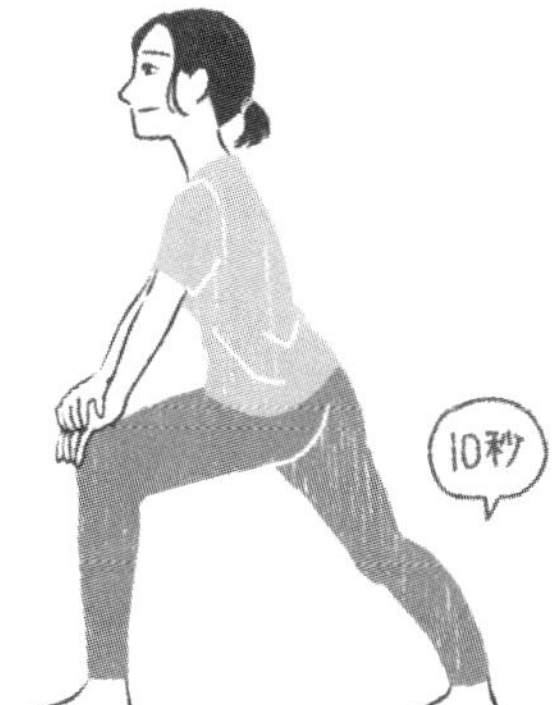

Q6 筋力がない人はねこ背になりやすい？

A 筋力のチェックよりも、まずは骨盤のチェックを

「筋力トレーニングをしていれば、ねこ背にならない」という保証はありません。

筋力の低下が骨盤の前傾・後傾を引き起こす要因であることは事実ですが、やみくもに筋力を鍛えればよいかといえば、そうとはいえません。

骨盤を支えている、体の前側の筋肉と、体の後ろ側の筋肉がバランスよく協調して働いているからこそ、骨盤がまっすぐ立つことになります。

筋トレで偏った筋肉強化がなされれば、骨盤を支える筋肉のバランスがくずれ、ねこ背に

なるおそれがあります。

ましてや、すでにねこ背になっている人の場合、事態は複雑です。

例えば、ねこ背の状態のまま、背筋を鍛えるとしましょう。すると、ねこ背の状態で形状記憶されたままの筋肉の上から、さらに筋肉をつけるようなことになるのです。

これでは、ねこ背が矯正されないどころか、かえってねこ背が治りにくくなってしまいます。

くり返しお話ししてきたように、弱っている筋肉は1人ひとり違います。

つまり、**骨盤の前傾・後傾の判別を先に**行わなければなりません。そして、それに応じたストレッチを続けてほしいのです。

Q7

ねこ背矯正グッズは役に立つ？

A ねこ背はセルフケアで十分対応できます

ねこ背矯正下着やねこ背矯正ベルトといったグッズの原理は、丸まった背中を特別な繊維などの力で引っ張り、クセを強制的に治そうというものです。

ねこ背の大もとの原因は、骨盤がまっすぐ立っておらず、骨盤が前傾したり、後傾したりしていることです。

そこに手をつけずに、上半身の目立ったねこ背の特徴だけを治そうとすると、背中に無理な負担がかかるばかりです。

ことに、長年の間にねこ背の姿勢が身についている人は、筋肉もまた、ねこ背仕様にこり固まっています。

そうした人が、骨盤の傾きを放置したまま、背中だけを無理に矯正しようとすれば、負担に耐えきれず、背骨や筋肉が悲鳴を上げるケースが多いのです。

肩がこったり、疲れたりするだけならまだよいでしょうが、痛みが出ることもしばしばありますので注意してください。

いずれにせよ、効果の保証できないグッズに頼るよりも、まずは本書のセルフケアで、骨盤の傾きを整えることから始めてほしいと思います。

Q8 パソコン作業中もよい姿勢を保つには？

A パソコンのディスプレイの角度を最適にしましょう

パソコン作業をするとき、背中を丸めてねこ背になる人は多いと思います。もちろん、それはよい姿勢とは言えません。

だからといって、背すじをまっすぐ伸ばす意識を保ったままパソコン作業を続けられるでしょうか？　おそらく気が散って、いい仕事ができないでしょう。

以前まで、パソコン＝ねこ背を生み出すものと捉えられていましたが、それはもう過去の話。今ではねこ背になりづらいアイテムがたくさん出ています。

そのなかで、最も簡単にパソコン姿勢をよくする方法をお伝えします。それはパソコン作業を行うときのディスプレイの角度を変えることです。**デスクトップ型でもノートパソコンでも、ディスプレイの角度を60度ほどに傾けます**。そうすると斜め上から画面を見下ろす形になります。この姿勢が一番、パソコンを打つときによい姿勢が作りやすいです。

反対にパソコンの画面が90度になると、画面を覗き込む形になり、余計にねこ背を助長します。デスクトップパソコンでもありがちなので、注意が必要です。

パソコンを打つときは、デスクとイスの高さのバランスも大切です。イスに座った際にデスクが高すぎると下から、デスクが低いと上から覗き込むことになるので、自然とねこ背になります。前述のとおり、イスの座り方もねこ背につながります。

あわせて、仕事中に小休止を多めにとってください。

仕事の合間に少し時間的な余裕ができたら、パソコンから目を離してください。このときこそ意識して正しい姿勢をとり、深呼吸。タイプ別のねこ背解消ストレッチ（94ページ～）も、ぜひ取り入れてみてください。

Q9 子どものねこ背矯正は早く始めるべき？

A 子どもの状況に応じてオーダーメイドの判断を

お子さんが小さいうちは、厳格に行わないほうがよいと思います。

あまりうるさくいうと、お子さんが姿勢を注意されること自体に強い拒否反応を示すようになるおそれがあるからです。

ねこ背治しを始める目安は、小学校3～4年生くらいからでしょうか。

私が提案する方法は、その理論をある程度、理解してから行うほうが効果的です。お子さんが納得して行えるようになる年齢まで待ってからのほうがよいと思います。

始める時期は、それぞれのご家庭の事情や、お子さんの性格などによっても違います。というより、その子を取り巻く環境によって、ねこ背治しの対策自体も大きく変わると考えましょう。

心理的要因は、ねこ背を引き起こす重要な因子の1つですが、小さいお子さんの場合は特に、**心理的要素が姿勢とリンクしている**と考えられます。

例えば「学校が楽しくない」「勉強が楽しくない」「友達とケンカした」といったことが原因で、心理的な圧迫を受けて、ねこ背になっていることもありうるわけです。

こうしたケースでは、**ねこ背を治すことよりも、お子さんがぶつかっている問題を解決することのほうが重要**です。

子どものねこ背矯正については、個々のお子さんによってオーダーメイドで考えるべきと私は考えています。

ねこ背解消ストレッチは、何歳からでも効果があります。始めるのに遅いということはありませんので、お子さんに最もよいと思われる時期を選んでください。

Q10 歳をとってからでも効果は出る？

A もちろん効果はあります！

足腰の弱ってきた高齢者にとって、大股で歩くのは難しいでしょう。そんな人に私がおすすめしているのが**「ジャンプ」**です。

これは文字どおり、その場でジャンプするだけです。

足腰の筋肉の衰えを自覚している高齢者にジャンプをすすめると、「とてもじゃない！」と尻込みする人も多いのですが、私はそんな人にも「1㎝でもいいので飛んでみてください」と伝えています。

毎日、ジャンプをくり返すことで足裏への刺激を続けていると、足腰の安定性が増してきます。ジャンプは脊椎《せきつい》へのよい刺激にもなりますから、脊椎を丈夫にする効果も期待できます。

ただし、転んでケガをすると大変です。転倒にはくれぐれも注意してください。

片方の手もしくは両手で、壁や机につかまりながら行うといいでしょう。

ジャンプと並行して、骨盤を整えるストレッチや、タイプ別のねこ背解消ストレッチを、できる範囲でやってください。

毎日続けていると必ず効果が出てきます。

姿勢がちょっとよくなるだけで、10歳くらい若く見られます。ねこ背治しは、極めて実践的な若返り法でもあるのです。

いくつになっても始められます。ぜひチャレンジしてください。

Q11

ねこ背が治ると人生は本当に変わる？

A

あなたの選択がこれからの人生を決める

ねこ背には、その人自身の性格や考え方、これまでの生き方などが反映されています。

一方、ねこ背がよくなり、背すじがピンと伸びると、それが考え方や生き方にも影響を及ぼします。

両者は、鏡のように反映し合う関係になっています。

30代前半の営業職の男性は、ねこ背を治したいと当院を訪れました。ねこ背で第一印象が悪いというのです。

たしかに、その男性は重度のねこ背でした。ねこ背の人は「自信がなさそう」「やる気がなさそう」「老け込んだ印象」に見えてしまいます。

しかしその後、彼はねこ背を見事に克服して、見違えたように自信たっぷりに見えるようになりました。

「自信がついたみたいですね」

私がそう聞くと、彼は明るい声でいいました。

「ねこ背だった頃は、あれこれ考え込むばかりで、結局、まったく行動することができなかった。でも今はあれこれ考える前に、体が勝手に動いている。そこが、いちばん変わったところかもしれない」

姿勢が変わると思考が変わってくるというよりも、姿勢が変わると、その人の行動から先に変わってくるというべきなのかもしれません。

これまで生きてきたプロセスで、瞬間、瞬間に選択してきたことが、今のあなたを生み出しています。

ねこ背も、そうした結果の1つです。

もしも、今の自分の境遇に不満を持っているとしても、あるいは、今の自分を好きではないとしても、それは、あなたのこれまでの瞬間、瞬間の選択がもたらしたものです。

しかし同時に、それは今後も同じ境遇が続く、同じままの自分でしかいられない、ということでもありません。

これからの瞬間、瞬間で違う選択をしていけば、自分の人生を変えていくことができるはずです。

そして本書を手に取った瞬間から、すでに、あなたは過去と違う選択をしています。

ねこ背の人生から、ねこ背でない人生を選んだのです。

ねこ背を治したことをきっかけに、新しい自分を見つけることや、人生が変わること、それももちろん起こりうることなのです。

おわりに

私が日々大切にしていることがあります。それは「つなげる」ということです。特に「親や先祖から学んだことをよりよくして子や次世代にバトンを渡す」ということを考えています。

とはいえ、私の父は私と同じ仕事をしていたわけではありません。父の仕事は、建築板金職人です。建築板金職は、屋根や雨樋《あまどい》の加工、またステンレスで設計などをする仕事です。

私の父は、かなりひどいねこ背でした。そのために、かなり老けて見えました。2015年に72歳で亡くなりましたが、風貌は80代でした。

父の現場の多くは屋根の上です。屋根の上は傾いていて不安定ですから、転落のリスクが伴います。

命を落とす危険もあるなかで、ミリ単位の細かい作業を行うこともあったのです。集中するので、背中は必然と丸くなります。

加えて、父は電話先でいつも「すみません」と言ってばかりいました。口下手なのもありますが、悪いことをやっていなくてもまずはお詫びから入るような人間だったのです。

そうした習慣も、ねこ背を助長することにつながっていたのでしょう。

父はそういう生き方で私たち一家を守ってきたのです。


正直に言います。若い頃は、そんな父をカッコ悪いと思っていました。こんなふうになりたくない、と思っていました。だから父とは別の仕事を選んだのです。

しかし私が姿勢の専門家になり、姿勢のことを研究していくなかで、こんなことを感じたのです。

「仕事や生き方って、姿勢が関係するなあ……」

私が父から学んだのは、生きる姿勢です。


私が父と違うのは、ねこ背を治したことでした。

それは自分がねこ背による腰痛で苦しんできたからです。また自分自身に自信がない人間でした。だから誇りを持って胸を張って生きたいと強く願ったからです。

そうやって私自身姿勢が変わることで、日常生活だけでなく人生が変わりました。

正直な話、私はひとりの人間としてこうも考えています。

「よい姿勢であろうが、ねこ背であろうが、生きる姿勢には変わりはない」

それでも姿勢の専門家としてお伝えしたいことは、「心身において、姿勢をよくするといいことが多いですよ」ということです。

大切なのは、あなたが後世に何を残したいのかだと感じています。

私がそうだったように、子どもは親の背中を見て育ちます。私がねこ背だったのは、親と生活環境が同じだったから。親の背中を見て「伝染していた」んだと感じています。量子力学的にいうと「周波数を合わせた」のでしょう。

しかし私も世帯を持ち、自分の生き方を見直したとき、姿勢を変える選択をしました。

私が「子どものねこ背を治したいのなら、まずあなたから姿勢を正しましょう」とお伝えするのは、そういう意味でもあるのです。

もしあなたが人生を変えたいと願うのなら、私が本著で書いたことを続けてください。

ねこ背がよくなっていくと、見える景色が変わります。顔つきや話しぶりも少しずつ変わっていきます。心に余裕が生まれ、笑顔が増えてきます。

皆さんの健やかな毎日を支えるため、本書が少しでもお役に立てるなら、これほど幸せなことはありません。

末筆になりますが、本書の刊行にあたり、多大なお力添えをくださった関係者の皆様に心から御礼申し上げます。

また、全国の患者さんに熱い思いを伝え続けてくれている一般社団法人日本施術マイスター養成協会のスタッフ、認定講師、会員の皆様にも感謝いたします。

そして、いつも私のわがままを受け止めてくれている株式会社ボディスプラウトのスタッフたち、みんな本当にありがとう。

最後に、私の４人の子どもたちへ。

私があなたたちに何を残せているかわかりません。ただ一番大切なことは、胸を張って生きていけるような生き方を見つけることです。

日々、人の役に立つことを忘れず、前を向いて歩んでください。

それが父と母の願いです。

２０２４年４月　著者記す

【著者紹介】

小林　篤史（こばやし・あつし）

◉——1975年、神奈川県横浜市出身。宮前まちの整骨院代表、猫背矯正マイスター®。柔道整復師、鍼灸師、あん摩マッサージ指圧師。

◉——高校時代にプロ野球選手を目指すも、腰痛などたび重なるケガや体調不良により挫折。その悔しさから日本大学文理学部体育学科に入学し、トレーニング理論、機能解剖学などを研究。2006年に宮前まちの整骨院開院。独自に考案した施術が「持続する猫背矯正」として高い評価を得ている。

◉——現在、施術を行うかたわら、一般社団法人日本施術マイスター養成協会代表理事として、姿勢の専門家の育成に尽力している。またメソッドを加えた「整体ショーツ」などの健康グッズの開発にも力を入れる。

◉——著書は5万部のベストセラーである『ねこ背は10秒で治せる！』（マキノ出版）、『10秒で治る！子どものねこ背のばし』（かんき出版）ほか累計20万部。現在、日本だけでなく台湾・タイなど海外でも活躍の場を広げている。

一般社団法人日本施術マイスター養成協会　http://jmtta.org/
宮前まちの整骨院　https://www.machino119.com

すぐできる10秒《びょう》ねこ背《ぜ》ストレッチ

2024年４月９日　　第１刷発行

著　者——小林　篤史
発行者——齊藤　龍男
発行所——株式会社かんき出版
東京都千代田区麹町4-1-4 西脇ビル　〒102-0083
電話　営業部：03(3262)8011㈹　編集部：03(3262)8012㈹
FAX　03(3234)4421　　振替　00100-2-62304
https://kanki-pub.co.jp/
印刷所——シナノ書籍印刷株式会社

ISBN978-4-7612-7733-8 C0077

お子さんのねこ背が気になる方に！

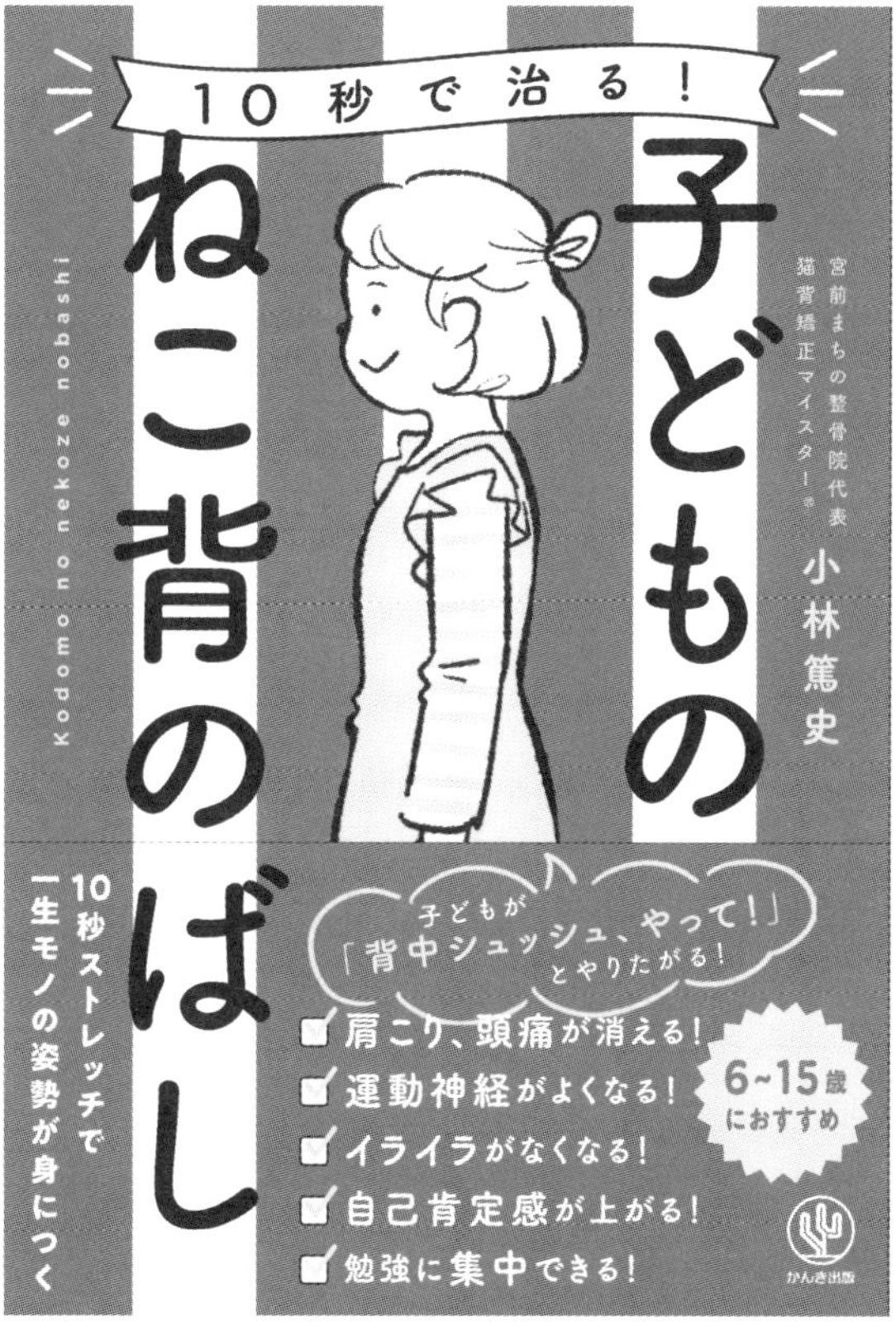

『10秒で治る！ 子どものねこ背のばし』

小林篤史　著